Maria de los Ángeles Boffiil Cárdenas

El plátano, Musa paradisiaca

Maria de los Ángeles Boffiil Cárdenas

El plátano, Musa paradisiaca

Alimento Funcional gastroprotector y antiulceroso

Editorial Académica Española

Imprint

Any brand names and product names mentioned in this book are subject to trademark, brand or patent protection and are trademarks or registered trademarks of their respective holders. The use of brand names, product names, common names, trade names, product descriptions etc. even without a particular marking in this work is in no way to be construed to mean that such names may be regarded as unrestricted in respect of trademark and brand protection legislation and could thus be used by anyone.

Cover image: www.ingimage.com

Publisher:
Editorial Académica Española
is a trademark of
International Book Market Service Ltd., member of OmniScriptum Publishing Group
17 Meldrum Street, Beau Bassin 71504, Mauritius

Printed at: see last page
ISBN: 978-620-0-39784-3

El plátano, Musa paradisiaca,

Alimento Funcional: Gastroprotector y Antiulceroso

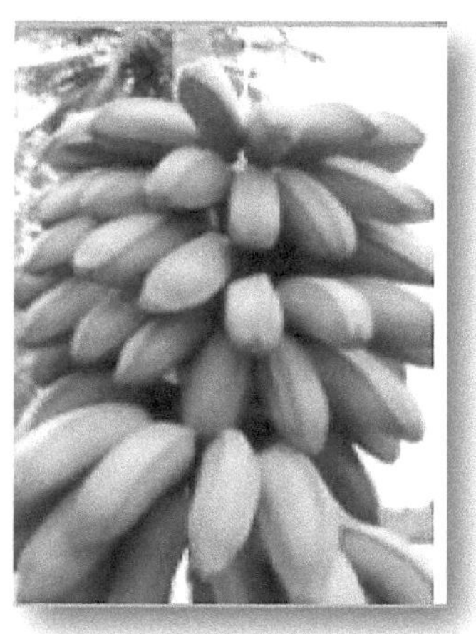

Autor: PhD María de los Ángeles Boffill Cárdenas

2020

Índice

Introducción.

La Musa paradisiaca (plátano), es una planta herbácea monocotiledónea, de la familia Musaceae, originaria del sudeste asiático y traída a América por los españoles en el siglo XVI. Es considerado el cuarto cultivo más importante del mundo, por tratarse de un producto básico y de exportación, fuente de empleo e ingresos en numerosos países del trópico y subtropical[1]

La denominación de esta planta depende de la zona geográfica en donde se cultiva; banana (término utilizado en Argentina, Honduras, Paraguay, Puerto Rico, Uruguay y República Dominicana; plátano (en el Perú, Colombia, Chile, México, occidente-centro de Cuba y España); guineo (en Panamá, El Salvador, oriente de Cuba, Puerto Rico, Perú, República Dominicana, Costa Caribe de Colombia y el Ecuador continental); [2] banano (Costa Rica y Guatemala) o cambur en Venezuela, excepto la variedad más grande conocida como plátano macho.[3] Es un fruto comestible, botánicamente una baya, de grandes plantas herbáceas del género Musa. A estas plantas de gran porte que tienen aspecto de arbolillo se las denomina plataneras, bananeros, bananeras, plátanos o bananos.

Casi todos los plátanos en la actualidad son estériles ya que no producen semillas fructificantes y provienen de dos especies silvestres: Musa acuminata y Musa balbisiana. El nombre científico de los plátanos cultivados es Musa × paradisiaca, que es el híbrido de la Musa acuminata × M. balbisiana, con distintas denominaciones, dependiendo de su constitución genómica, que alcanza la cifra de más de 1000 variedades. Entre las variedades de la Musa paradisiaca se encuentran:

- Plátanos de postre o dulces, para comer principalmente crudos, con gran parte de su fécula convertida en azúcar, destacando la variedad Cavendish, que representa aproximadamente el 47 % de la producción mundial y que se denominan en muchas partes del mundo como bananas.

- Plátanos de cocinar o de guisar, más grandes, que se comen cocinados de formas diversas, con diferentes variedades como el plátano macho, el plátano burro o el Pisang Awak en Asia.

Origen del plátano

Las referencias más antiguas relativas al cultivo del plátano proceden de la India, donde aparecen citas en la poesía épica del budismo primitivo (Ramayana) de los años 500-600 a.n.e., otra referencia aún más antigua es la encontrada en los escritos del budismo Jataka, hacia el año 350 a.n.e., que describen la existencia, hace 2,000 años, de una fruta tan grande como "colmillo de elefante". En el templo budista Borobudur en la Indonesia, alrededor de los años 850 a.n.e. aparecen tallados como ofrenda alrededor del dios Buda.

En China en el periodo del reinado de la dinastía Han mencionan el cultivo del plátano. Debido a su larga historia de domesticación en la India y China se creyó que el origen de tan preciada fruta era de estas regiones, pero se ha demostrado que realmente los plátanos tienen su origen en el Sudeste Asiático.

Desde China los viajeros indonesios lo introducen en África de donde es llevado a las Canaria en el siglo XV. Todos los autores parecen convenir que la planta llegó al mediterráneo después de la conquista de los Árabes en el año 650 d.n.e.   De España es llevado a las Colonias del Nuevo Continente en donde se ha convertido en unos de los cultivos más importantes de esta región.

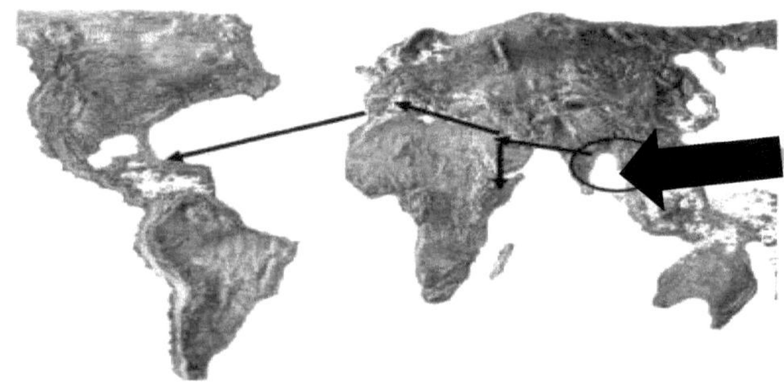

Parece probable que el hombre haya utilizado inicialmente especies de plátano muy antiguas, diploides comestibles de la Musa acuminata. El primero y decisivo paso en la evolución al plátano comestible fue el origen de la partenocarpia y desaparición de la semilla de la Musa acuminata.[5]

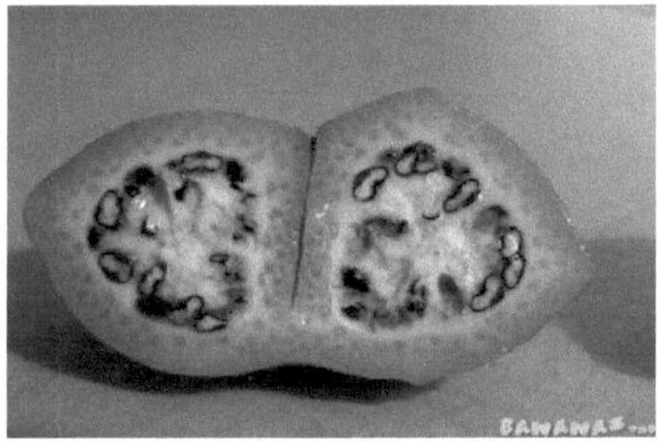

Figura 2. Foto del fruto de la Musa acuminata (plátano salvaje)

En el Siglo XX su cultivo se incrementa en Centro y Sur América, transformándose en uno de los principales renglones de exportación en los países tropicales y convirtiéndose en el cuarto cultivo a nivel mundial. Este incremento en la producción de esta planta en Centro y Sur América en la actualidad da la impresión que este cultivo es oriundo de esta parte del mundo, lo que hace sumamente interesante el esclarecimiento de su real origen así como conocer su remota presencia en la historia de la humanidad.

Hoy en día las variedades comerciales de plátano se cultivan en todas las regiones tropicales y subtropicales del mundo. Los plátanos son consumidos extensivamente en los trópicos, por su disponibilidad durante todo el año. Tan solo en el Centro y Oeste de África constituye la fuente principal de alimentación de 270 millones de personas.

Características Botánicas

El Plátano pertenece al grupo de las musáceas, es una planta perenne con rizoma corto y tallo aparente o falso (pseudotallo). Las variedades actuales son el resultado del cruzamiento de las primeras plantas originarias del Asia, las especies Musa balbisiana y Musa acuminata. El Plátano no es un árbol, sino una megaforbia, o sea una hierba gigante. Como en las demás especies de Musa, carece de verdadero tronco. En su lugar, posee vainas foliares que se desarrollan formando estructuras llamadas pseudotallos, similares a fustes verticales de hasta 30 cm de diámetro basal que no son leñosos.

El Plátano es polimórfico, los frutos crecen en piñas que cuelgan de la parte superior de la planta en racimos, cada racimo puede tener de 5 a 20 manos, y cada mano de 2 a 20 frutos. El fruto oblongo, es una baya alargada de 10 a 30 cm de longitud, algo encorvada y carnosa, cubierto por un pericarpio coriáceo verde en el ejemplar inmaduro y amarillo intenso, rojo o bandeado verde y amarillo claro al madurar. La pulpa es blanca a amarilla, rica en almidón; que puede resultar algo astringente o gomosa por su contenido en látex, harinosa, seca o dulce en dependencia de la variedad y del estado de maduración.

Taxonomía

La clasificación de las múltiples variedades de plátanos es una cuestión extremadamente compleja, y aún inacabada. La clasificación original de Linneo se basó en los escasos ejemplares a su disposición en Europa y no fue hasta la publicación en 1948 de Classification of the bananas de Ernest

Cheesman, que se introdujo un orden taxonómico. Cheesman identificó a los tipos linneanos como híbridos producidos por el cruzamiento de dos especies descritas por Luigi Colla la M. acuminata y M. balbisiana. A partir de ellos, clasificó a las múltiples variedades de cultivares en tres grupos según su dotación genética; uno de ellos descendería principalmente de cada una de las especies progenitoras, mientras que un tercero estaría formado por híbridos de rasgos mixtos, así pues en la Musa paradisiaca hay especies que se encuentran caracteres diploides AA y BB o triploides AAA, AAB y ABB en dependencia del aporte genético de la M. acuminata y de la M. balbisiana, en donde la   M. balbisiana Colla especie dotada de características únicas del género como su resistencia a enfermedades o plagas, tolerancia a plaguicidas, y en general una mejor resistencia a factores ambientales aporta estas características a sus híbridos.[7]

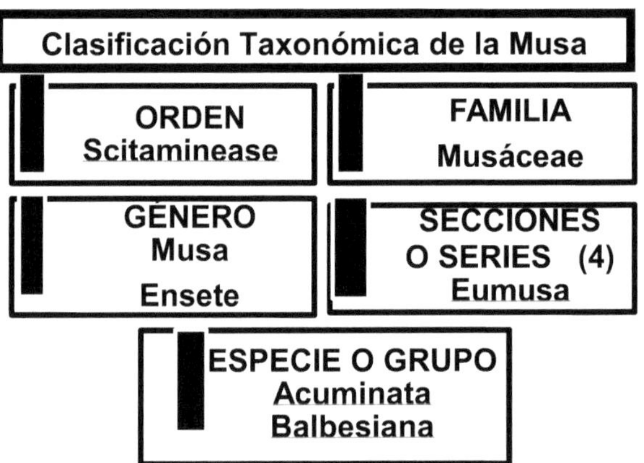

Los plátanos (Musa paradisiaca), son plantas comprendidas dentro de las Monocotiledóneas. Pertenecen a la familia botánica Musáceas y ésta al orden Scitamineae. La familia Musáceas está constituida por los géneros Musa y Ensete. La familia consiste en grandes hierbas perennes con pseudotallo compuestos de vainas foliares. Los géneros se distinguen entre sí principalmente en base a las características de sus racimos. El género

Ensete se reproduce por semilla, es de uso ornamental y su hábitat es subtropical.

El género Musa está formado por cuatro secciones: Australimusa, Callimusa, Rhodochlamys y Eumusa. La sección Eumusa es la de mayor importancia económica y difusión geográfica, ya que en ella se incluyen los plátanos comestibles. Esta sección contiene 11 especies en donde las especies silvestres Musa acuminata y Musa balbisiana son las más importantes porque por hibridación y poliploidía dieron origen a los plátanos que actualmente se cultivan; los cuales se clasifican modernamente en grupos que indican la contribución genotípica y el grado de ploidía con que está constituido cada clon o cultivar.[8]

El cruzamiento natural posterior entre estos diploides comestibles y los progenitores silvestres dio como resultado la formación de una progenie híbrida comestible y estéril con los genomas AB, AAA, AAB, ABB, AAAB,. Estos diferentes grupos genómicos constituyen la diversidad de los plátanos y bananos comestibles en existencia actualmente. Los estudios citológicos muestran que el genoma del plátano está constituido por 11 cromosomas, con un total de 500 a 600 millones de pares de bases, es uno de los genomas más pequeños de todas las plantas cultivadas, [9] la mayoría de las variedades son triploide. Es de destacar que la acción humana mediante el cultivo y selección según las cualidades más deseadas, lo han convertido en la versión comestible actual.[10]

Enfermedades.

Esta planta tiene poca resistencia a numerosas plagas ya que la misma carece de la diversidad genética necesaria, lo que la hace vulnerable a muchas enfermedades, amenazando tanto el cultivo comercial como el de subsistencia. Múltiples investigaciones se realizan con el objetivo del mejoramiento genético para desarrollar híbridos resistentes a las principales plagas y enfermedades; se busca también que las variedades mejoradas tengan habilidades para desarrollarse en condiciones ambientales adversas, para reducir la dependencia del cultivo a los fertilizantes y de esta forma contribuir al desarrollo sostenible y sustentable de la producción y la productividad.

Entre las enfermedades más destacadas podemos encontrar: Enfermedad de Panamá, Sigatoka negra, Fusarium oxysporum raza 4 tropical (TR4) (TR4)   y Marchitamiento bacteriano del plátano (BBW). Para la erradicación o disminución de las enfermedades que atacan al plátano se trabaja arduamente y se desarrollan investigaciones científicas que permitan el incremento de la producción de esta importante fruta, ya que la misma resulta una importante producción agrícola, pues en las áreas tropicales y subtropicales de alta presión demográfica, el cultivo del banano y el plátano se ha convertido en una valiosa fuente de alimentación y también en muchos países constituye el principal renglón exportable.[11] .

La utilización de radiaciones ionizantes (rayos gamma) en ápices meristemáticos a partir del cultivo in vitro, propició una amplia variabilidad genética para la selección de nuevos clones (genotipos) de plátano vianda Musa AAB, donde predominaron cambios morfológicos, reducción del ciclo de cosecha y disminución del porte de la planta, con este tipo de estudio se encontró un clon resistente a la "Sigatoka negra" (Mycosphaerella fijiensis Morelet). [12]

Características físico química

El estudio de las características físico química del fruto de la Musa paradisiaca es un aspecto que se realiza   intensamente, ya que existen diferencias entre los cultivares con relación a aspectos como el contenido de almidones, azucares,   ácidos orgánicos, textura, sabor, temperatura de gelatinación; los que también varían con el tiempo de almacenamiento, por lo que se debe tener en cuenta en los procesos industriales a los que se somete el plátano, con el objetivo de obtener productos alimenticios que mantengan pocas afectaciones de las propiedades de la fruta cruda, usando las variedades y tiempo de almacenamiento adecuados.[13]

El plátano durante el proceso de maduración tiene grandes cambios fisicoquímicos, como aumento en los sólidos solubles totales, en el contenido de azucares y la acidez titulable por el incremento de la concentración de ácido málico en la fruta, la concentración de almidones disminuye debido a la hidrólisis que sufren estos compuestos en el proceso de maduración. El almidón principal compuesto químico en la pulpa del plátano cambia su estructura molecular con el almacenamiento.[14] El almidón resistente (AR) es la fracción principal de los almidones del plátano verde.   Las propiedades fisicoquímicas de los almidones en diferentes tiempos de almacenamiento como: la solubilidad, poder de hinchamiento y propiedades funcionales, presentaron cambios significativos. Los almidones evaluados tienen un alto contenido   de   almidón   resistente   que   disminuye   durante   el almacenamiento.[15]

En Colombia para obtener una caracterización de las diferentes variedades de la Musa paradisiaca para su industrialización   se estudiaron   las propiedades químicas y físicas de veinte variedades de musáceas de diferente composición genética: AB, BB, AAA, AAB, ABB, AAAA y AAAB. La caracterización incluyó propiedades físicas como peso, diámetro, longitud, materia seca y porcentaje de la cáscara en el fruto y propiedades funcionales como la cantidad de harinas y almidones, con el objetivo de determinar las mejores variedades para la industrialización ya que todas las variables estudiadas cambian con la variedad.[16]

En México se han estudiado también diferentes variedades de plátanos para determinar las mejores para su producción y comercialización. Los resultados revelaron la diferenciación de las variedades comestibles de plátano mexicanas, lo que permitió seleccionar las variedades de mayor aceptación .para la producción.[17]

También en un estudio realizado en Colombia se pudo determinar en 12 genotipos diferentes, que las variables porcentajes de pulpa fresca y seca, porcentaje de cáscara seca, contenido de almidón, K, Ca, Cu, Mn, azúcares totales, cenizas, Fe, Zn y B representaron la mayor diferenciación entre los cultivares estudiados, aspecto este importantísimo en cuanto a la generalización de los resultados nutricionales obtenidos en un cultivar de plátano a otro.[18]

Se determinó que la Musa paradisiaca ABB tiene una mayor tolerancia al frio que la Musa acuminata AAA, lo cual es de interés para lograr un adecuado cultivo en los trópicos durante el inverno y la primavera. [19] Se sugiere que un incremento en la capacidad antioxidante de este hibrido conduce a una reducción en la producción de los radicales libres y de la peroxidación lipídica que contribuyen al mecanismo molecular de incremento a la tolerancia al frio. Los mecanismos moleculares que explican la mayor resistencia al frío en este hibrido se pueden asociar con la disminución de la oxidación por incremento de la capacidad de eliminación de los ROS, la reducción de su producción y la disminución de la peroxidación lipídica. Estos resultados ilustran el valor de las nuevas tecnologías de secuenciación para la investigación en cultivos tradicionales y sugerir estrategias para desarrollar variedades de banano tolerantes al frío. Estos datos proteómicos también respaldan la observación general de que los impactos del estrés por frío en las células de las plantas parecen ser sistémicos y de aspectos variables, (rigidez de la membrana), adaptaciones químicas (producción de ROS) y bioquímicas (desequilibrio metabólico).[20]

El factor proteico de transcripción WRKY juega un papel importantísimo en la respuesta de las plantas al estrés. En este trabajo se reporta el clonaje y caracterización de un nuevo gen WRKY aislado de la Musa WRKY71, de una especie comestible de un cultivar de Musa spp Karibale Monthan del grupo ABB. La sobre expresión de este gen en la Musa WRKY71 conducen a la inducción de varios genes homólogos que están relacionados con la respuesta al estrés en otras importantes plantas. [21,22]

Composición nutricional de los plátanos.

El plátano tiene pocas   proteínas (1,2%) y lípidos (0,3%), aunque su contenido en estos componentes supera al de otros frutales. También presenta aminoácidos como el triptófano, treonina, isoleucina, leucina, lisina, fenilalanina, tirosina, valina y metionina.[5]

En su composición se destaca el alto contenido en hidratos de carbono (20%). En el plátano inmaduro el hidrato de carbono mayoritario es el almidón, pero a medida que madura, este almidón se va convirtiendo en monosacáridos como sacarosa, glucosa y fructosa; por ello, el plátano es una fruta suave y bastante digerible en estado maduro.

El almidón que contiene presenta una fracción resistente a la hidrólisis, como ya hemos señalado anteriormente, esta fracción no digerible junto al contenido de inulina y   otros fructooligosacáridos no digeribles por las enzimas intestinales, tienen efectos beneficiosos sobre el tránsito intestinal. El almidón resistente es adecuado para la dieta de pacientes cardíacos y diabéticos, debido a su acción hipocolesterolémica y otros efectos positivos en el intestino humano[23].

A continuación mostramos la tabla 1 en donde se relacionan los componentes nutricionales de esta fruta.

TABLA 1. COMPOSICIÓN NUTRICIONAL DEL PLÁTANO

Nutriente	Por 100 g de porción comestible	Por ración de 100 g	Valores hombres	Valores mujer
Energía (Kcal)	94	99	3000	2300
Proteínas (g)	1.2	1.3	54	41
Lípidos (g)	0.3	0.3	100-117	77-83
Hidratos de carbono (g)	20	21.1	375-413	28/8-316
Fibra (g)	3.4	3.6	>35	>25
Agua (g)	75.1	79.3	2.500	2.000
Calcio (mg)	9	9.5	1.0	1.0
Hierro (mg)	0.6	0.6	10	18
Yodo (mg)	2	2.1	140	110
Magnesio (mg)	38	40.1	350	330
Zinc (mg)	0.23	0.2	15	15
Sodio (mg)	1	1.1	<2.00	<2.00
Potasio (mg)	350	370	3.500	3.500
Fosforo (mg)	28	29.6	700	700
Selenio (mg)	1	1.1	70	55
Tiamina (mg)	0.06	0.06	1.2	.09
Riboflaviina (mg)	0.07	0.07	1.8	1.4
Eq. niacina (mg)	0.8	0.8	20	15
Vitamina B6	0.51	0.54	01.8	1.6
Folatos (µg)	22	23.2	400	400
Vitamina B12 ((µg)	0	0	2	2
Vitamina C (mg)	10	10.6	60	60
Vitamina A Eq. Retinol (.µg)	18	19.0	1.000	800
Vitamina D (µg)	0	0.	15	15
Vitamina E (mg)	0.2	0.2	12	12

Fuente: Tablas de Composición de Alimentos. Moreiras y col., 2013. (PLÁTANO). Recomendaciones: Ingestas Recomendadas/día para hombres y mujeres de 20 a 39 años con una actividad física moderada. Recomendaciones: Objetivos nutricionales/día. Consenso de la Sociedad Española de Nutrición Comunitaria, 2011. Recomendaciones: Ingestas Dietéticas de Referencia (EFSA, 2010). 0: Virtualmente ausente en el alimento.

Respecto a su contenido en micronutrientes, el plátano es uno de los alimentos con más potasio a nuestra disposición, tiene también un contenido elevado de magnesio y hierro, así como su ingesta proporciona vitaminas del complejo B, vitamina A y carotenos, siendo por ello un alimento muy apropiado para el funcionamiento del sistema nervioso y muscular, lo que lo convierte en un alimento funcional. [24] El plátano es fuente de vitamina B_6, un plátano cubre el 30% de las ingestas recomendadas de esta vitamina para hombres de 20 a 39 años con actividad física moderada, no presenta vitamina D ni B_{12}. Aunque he expresado anteriormente que hay cambios físicos químicos entre las diferentes variedades de plátanos, los valores de la composición nutricional expresado en la tabla 1, son los aceptados en las valoraciones nutricionales. Teniendo en cuenta el valor nutritivo de la harina del plátano verde (Musa ABB) se ha utilizado en alimento para niños como como fórmula basal, con adecuados resultados.[25]

Bioactivos en la Musa paradisiaca.

Además de los compuestos clásicos nutricionales reconocidos, el plátano contiene un número de sustancias bioactivas que le proporciona un mayor espectro de efectos beneficiosos para la salud. Se encontró una elevada actividad antioxidante en los plátanos y se han identificado muchos compuestos bioactivos con propiedades antioxidantes y quelantes. Los antioxidantes más abundantes en la Musa paradisiaca son los compuestos fenólicos, los carotenoides y el ácido ascórbico.

Bioactivos de la Musa paradisiaca

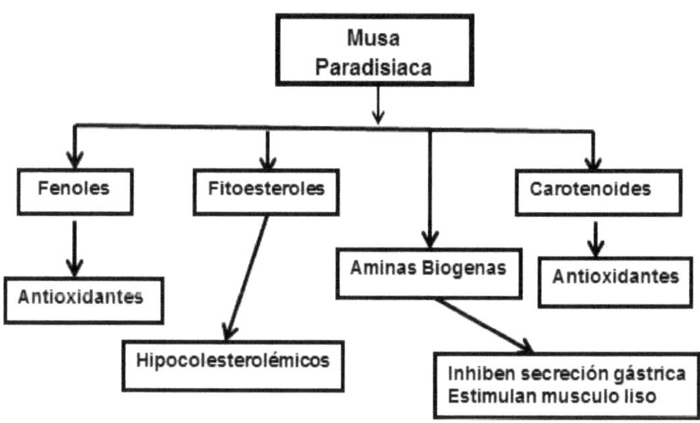

El contenido de polifenoles y flavonoides determinados por HPTLC del extracto metanólico de la Musa ABB está correlacionado con la actividad antioxidante. Estos compuestos y otros antioxidantes como la vitamina C, presentes en el plátano reducen el plasma y aumentan la resistencia a la modificación oxidativa de las lipoproteínas de baja densidad. [26] Otros compuestos bioactivos presentes en el fruto de la Musa paradisiaca son las aminas biogenas y los fitoesteroles.

Los fitoesteroles pueden ofrecer protección contra los tipos más comunes de cáncer, como el cáncer de colon, mama y próstata ya que tienen efecto sobre las vías de transducción de señales que regulan el crecimiento tumoral, la apoptosis, la estructura de la membrana, la función de las células tumorales y la función inmune del huésped. El uso de agentes antiangiogénicos naturales presentes en frutas como el plátano representa un enfoque terapéutico prometedor contra el crecimiento tumoral y la metástasis. [27]

Se estudió la composición de polifenoles contenidos en 3 variedades de bananos a partir de la cáscara de Musa cavendish, Musa acuminata y Musa cavandanaish. Los resultados mostraron que el mayor contenido de compuestos fenólicos y taninos lo tenían la cásara de la *Musa cavendish*. Adicionalmente, se encontró que el proceso de maduración produce una reducción de los compuestos fenólicos (GAE) y taninos (TAE). Las tres variedades de plátano son una buena fuente de compuestos fenólicos y taninos en las primeras etapas de la madurez organoléptica.[28]

Además la cáscara del plátano contiene fibras dietéticas y bioactivos en todos los estados de maduración. La utilización industrial del fruto de las diferentes variedades en la producción de alimentos funcionales pudiera reducir la ocurrencia de algunas enfermedades crónicas. [29-31]

Esta fruta tiene una lectina específica que es capaz de estimular la producción del óxido nítrico por los macrófagos e inhibir la proliferación de las células de leucemia (L1210) y la actividad de la transcriptasa inversa del HIV-1. [32, 33]

La Musa paradisiaca puede ser enriquecida mediante ingeniería genética, con su uso se desarrollan cultivares fortalecidos en micronutrientes y otros principios activos.[34]

La actividad agrícola de la producción del plátano influye notablemente en la creación de desechos agroindustriales, convirtiéndose así en un gran problema ambiental. Sin embargo un aspecto de gran importancia es que en la planta de la Musa paradisiaca no solo el fruto del plátano contiene compuestos bioactivos, los subproductos generados de la platanera como lo son las hojas, el pseudotallo y la cáscara, tienen un gran contenido de proteínas, lípidos, fibra y otros compuestos con capacidad antioxidante. Estos desechos bien pueden ser utilizados para fortificar alimentos o crear nuevos, con el fin de aumentar la disponibilidad de alimentos así como facilitar la accesibilidad de los mismos, o ser usados en el tratamiento de enfermedades por los metabolitos antioxidante que contienen [35] o ser materia prima para la elaboración de otros productos. [36]

Otras valiosas sustancias están presente como: azúcares, ácidos orgánicos, sustancias colorantes y vitaminas, pueden ser de interés en la industria alimentaria, farmacéutica, química y cosmética. La pectina es una fibra dietética soluble generalmente preparada a partir de desechos de procesamiento de frutas y verduras. La pectina extraída de las cáscaras de los plátanos, es una forma efectiva de utilización de este residuo ya que se demostró que puede ser usada como sustituta de la grasa en la producción de crema para ensalada.[37]

Uso Tradicional

Como hemos señalado anteriormente la Musa paradisiaca no es usada solamente como alimento, ya que desde tiempos remotos se ha empleado en el tratamiento empírico de muchas enfermedades. En Hawái región polinesia, desde la antigüedad se utilizó la savia de la Musa paradisíaca en procesos alérgicos como el asma, en problemas gastrointestinales combinando la savia con el fruto, y en el tratamiento de casos traumáticos. Es significativo que todas las partes de la planta tienen aplicaciones medicinales: las flores en la bronquitis, la disentería y en las úlceras; las flores cocidas se dan a los diabéticos; la savia de la planta astringente en casos de histeria, epilepsia, lepra, fiebre, hemorragias, disentería aguda y diarrea. En hemorroides, picaduras de insectos, quemaduras y otras afecciones de la piel las hojas jóvenes se colocan como cataplasmas. Las cenizas de la cáscara inmadura como astringentes, las hojas se toman en disentería y diarrea y se usan para tratar úlceras malignas. Las raíces se administran en trastornos digestivos y otras dolencias. El mucílago de la semilla del plátano se administra en casos de diarrea en la India. Los principios antimicóticos y antibióticos se encuentran en la cáscara y la pulpa de los plátanos completamente maduros. [38]

La población cubana tradicionalmente ha utilizado la savia de la Musa paradisíaca en el tratamiento de enfermedades respiratorias, con buenos resultados. [39]

Estudios preclínicos.

Como hemos expuesto en el acápite anterior la Musa paradisiaca es utilizada de forma tradicional en el tratamiento de múltiples enfermedades pero este uso en la gran mayoría de los casos no está científicamente demostrado, por lo que en este sentido existe un gran camino que andar y para ello es necesario la realización de ensayos preclínicos con un adecuado diseño experimental y con el cumplimiento de las buenas prácticas de laboratorio para la confirmación de las acciones farmacológica atribuidas y la seguridad de los preparados de la Musa paradisiaca.

A continuación expondremos algunos de los estudios preclínicos que se han realizado a esta planta y que han demostrado los efectos beneficiosos que ejercen las diferentes partes de la Musa paradisiaca.

Las decocciones de hojas frescas de *M. paradisiaca* en dosis de 1, 5, y 10 gramos de hojas /kg de peso corporal en un modelo de contorsiones inducidas por ácido acético y en el modelo de retirada de la cola en ratones, inhibieron de forma significativa la respuesta dolorosa.[40]

Se estudió el efecto antiinflamatorio tópico de una decoción al 30 % de las hojas la Musa paradisiaca y se encontró un efecto positivo, lo que avaló su empleo tradicional.[41]

Se ha comprobado que la administración de la pulpa de plátano a ratas alimentadas con una dieta rica en colesterol disminuye la concentración de este lípido en el plasma.[42]

La administración del fruto verde de la Musa sapientum a ratas, produjo la disminución de la ulceración en un modelo experimental de úlcera gástrica y se determinó la presencia de un flavonoide (leucocianidina) que tiene actividad antiulcerogénica.[43] También se ha comprobado esta actividad cuando se usa la cáscara del plátano verde en un estudio realizado en ratas Wistar.[44]

El gel de la cáscara de la Musa sapientum al 4 %, aplicado a heridas en ratas, produjo un incremento del número de células polimorfonucleares así como la proliferación vascular con una reducción de la contracción de la herida a los 7 días de tratamiento, también se produce un incremento en la concentración de las fibras de colágeno a los 21 días.[45]

Se comprobó el efecto beneficioso de la Musa paradisiaca en el tratamiento de la diabetes y la disfunción hepática en ratas diabéticas inducida por la streptozotocina.[46] El efecto hipoglicémico del extracto de las flores de la Musa sapientum   fue altamente significativo cuando se usó en dosis de 200 mg/ Kg de peso corporal y también produjo un efecto antioxidante mediante el incremento de la superoxido dismutasa y de la catalasa. La actividad antidiabética de esta planta puede ser atribuida a la presencia de flavonoides, alcaloides, esteroides y otros principios glucosídicos.[47, 48]

Empleando un ensayo clínico piloto se comprobó que el consumo diario de 250 a 500 gr de plátano durante 12 semanas en el desayuno   mejora la sensibilidad a la insulina en pacientes diabéticos tipo 2 y también muestra actividades hipocolesterolémicas. Aunque se debe confirmar estos resultados en una muestra mayor se considera que la ingestión del plátano podría ser útil para el tratamiento de la diabetes, hiperlipidemia y la aterosclerosis. [49]

Se evaluó el efecto de la fracción fenólica y del extracto fluido de las hojas fresca sobre la peroxidación lipídica en homogeneizado de cerebro de rata y se detectó disminución dosis dependiente con ambas preparaciones. Además, se evaluaron los efectos antiinflamatorio, analgésico y sobre la actividad exploratoria de ratas en campo abierto del extracto fluido. El extracto produjo inhibición significativa del edema de la pata de la rata inducido por carragenina y aumento del umbral al dolor, determinado por la técnica del plato caliente, así como redujo la actividad exploratoria de las ratas estimuladas con desaktedrón. [50]

La actividad analgésica periférica y central se evalúo usando una decocción al 30 % de hojas frescas de *Musa x paradisiaca* L., la actividad analgésica periférica mediante el modelo de contorsiones inducidas por ácido acético y la actividad analgésica central fue evaluada aplicando el modelo de retirada de la cola por inmersión en agua 55 °C (tail flick) usando como modelo biológico ratones, se aplicaron dosis de 1, 5, y 10 gramos de material vegetal/kg de peso corporal, los resultados obtenidos permiten realizar la validación preclínica de la actividad analgésica periférica, así como de la actividad analgésica central, lo que avala su uso tradicional. [51]

Se ha informado, además, que el extracto alcohólico de las hojas de la Musa paradisíaca presentó un efecto antioxidante gástrico y antiulceroso en ratas albinas, en un modelo de inducción de úlcera por etanol. [52] Recientemente, se informó que la administración de extractos acuosos de la cáscara verde de la Musa paradisíaca L. provocó actividad antiulcerosa significativa en diversos modelos experimentales de inducción de úlcera, con excepción del inducido por la indometacina. [53]

Las pruebas toxicológicas agudas del fitofármacos elaborados a partir de extracto de pseudotallo de Musa paradisíaca con miel de abejas y propóleos, en ratas Sprague Dawley demostró que la DL50 es superior a 2 g/Kg como dosis limite, demostrando esto la inocuidad del preparado. [39]

Considerando todo lo planteado anteriormente en cuanto a la composición nutricional y a la presencia de varios compuestos bioactivos, el plátano es considerado como un alimento funcional. A continuación expresaremos el concepto de alimento funcional así como sus características.

Alimento funcional

Los alimentos funcionales,   son aquellos alimentos naturales o procesados, de los cuales aparte de su contenido nutritivo, contienen ingredientes que desempeñan una actividad específica en las funciones fisiológicas del organismo humano, favoreciendo la capacidad física y el estado mental. Las principales funciones están relacionadas con un óptimo crecimiento y desarrollo, la normal actividad del sistema cardiovascular, prevención de enfermedades cerebrovasculares, hepáticas y degenerativas, aportar antioxidantes y proteger el sistema gastrointestinal, entre otras.[54]

En Japón, país pionero en la legislación que ampara el uso de estos productos, se define a estos alimentos como «alimentos para uso específico de salud», que son aquellos que han demostrado satisfactoriamente modificar beneficiosamente una o más funciones específicas en el cuerpo, más allá de sus efectos nutricionales

La búsqueda de terapias alternativas para algunas enfermedades crónicas que afligen a la sociedad de un modo particular, como es el cáncer, la obesidad, la hipertensión, la diabetes, los trastornos cardiovasculares etc. ha traído como consecuencia avances importantes en la tecnología alimentaria, considerando a la salud como un bien controlable a través de la alimentación. Múltiples investigaciones científicas han puesto al relieve que ciertos ingredientes naturales en los alimentos proporcionan beneficios que resultan extraordinariamente útiles para la prevención de estas enfermedades e incluso para su tratamiento terapéutico. [55]

Ahora debemos preguntarnos como los alimentos pueden ser capaces de tener estas propiedades, pues la respuesta es bien sencilla, esto ocurre porque los alimentos tienen determinadas sustancias que le dan estas propiedades, ahora debemos definir que son estas sustancias bioactivas o también llamadas nutracéuticas, a continuación brindamos el concepto de la misma.

Nutracéutico:

Son componentes de los alimentos o partes del mismo que aportan un beneficio añadido para la salud, son capaces de proporcionar beneficios, en la prevención y el tratamiento de enfermedades. También se puede considerar como tal a un agente bioactivo que se adiciona en forma concentrada a un alimento determinado para mejorar las características nutritivas, es un componente del alimento, o una mezcla compleja de sustancias químicas fisiológicamente activas que contribuye a reducir la incidencia de ciertas enfermedades crónicas. [56]

Se han realizado numerosos estudios en donde se valoran las propiedades del plátano como alimento funcional ya que el mismo contiene numerosos compuestos bioactivos o nutraceúticos como hemos señalado anteriormente, a continuación relacionamos algunos de estos estudios.

El plátano es una fuente importante de ingredientes benéficos para la salud como el almidón resistente, la fibra dietética, inulina y fructooligosacáridos que son prebióticos y que al fermentarse estimula el crecimiento bacteriano y la actividad colónica, de forma selectiva. La inulina y los fructooligosacáridos son componentes que se encuentran principalmente en el plátano que se consume maduro, mientras que la fibra dietética y el almidón resistente se encuentran en el plátano verde o de cocción. [57]

Se preparó un polvo rico en fibra, mediante licuefacción de harina integral de plátano (PRFLHIP) y se realizó el análisis de su composición química. La fibra dietaría total se incrementó (FDT), pero el contenido del almidón total (AT), disminuyó.   Se determinó la fracción no digerible total, presentando valores altos de este parámetro, con menores valores en la fracción soluble que en la insoluble. La PRFLHIP puede ser una alternativa para el desarrollo de productos ricos en fibras dietética y fracción no digerible. [58]

La pulpa y la cascara de la Musa como materiales crudos son ricos en compuestos bioactivos que pueden ser usados como una fuente de antioxidante y de pro-vitamina A por el contenido en carotenoides. También podría ser valorado su uso en el tratamiento de enfermedades vinculadas al estrés oxidativo como el síndrome metabólico, la diabetes y el Parkinson por su contenido en dopa y dopamina. [59-61]

El polvo de la pulpa del plátano verde es reconocido como un alimento funcional, tradicionalmente, la industria alimentaria ha producido bananina a partir de plátanos verdes. El producto se usa en la dieta diaria preparada con leche (estilo crema) o con agua (estilo sopa). Probablemente, la presencia de taninos le confiere las propiedades características al producto que se emplea ampliamente cuando hay diarrea. Se realizó una investigación en la que incorporó la cáscara, con lo que disminuyó el contenido de los almidones y aumentó el de la fibra dietética, así como aumentó del contenido de los taninos y nitratos, estas modificaciones hacen a esta harina más adecuada para el tratamiento de algunas enfermedades crónicas. [62] También se ha usado el polvo del plátano verde en la producción de yogurt probiótico con buena aceptación. [63]

La mayoría de los estudios para comprobar los beneficios del plátano verde están relacionados a trastornos digestivos, seguido del metabolismo de los glúcidos, control de peso y de las complicaciones renales y hepáticas asociadas a la diabetes. Sin embargo es necesario estandarizar el efecto de la dosis en los diferentes grupos etarios y considerar la variedad y el nivel de maduración para comprender en mayor detalle los efectos beneficiosos considerando las características del material crudo.[64]

Fisiopatología del aparato digestivo.

Después de realizar una breve descripción de las características de la Musa paradisiaca y su interacción con la salud, debemos analizar las características del sistema digestivo teniendo en cuenta que el mismo es el primer órgano que se pone en contacto con todos los compuestos químicos que están presentes en los alimentos ingeridos.

El estómago es una dilatación del tubo digestivo interpuesta entre el esófago y el intestino delgado, en su interior es donde el alimento recibe una verdadera preparación química y mecánica para la digestión y paso al duodeno. En la mayoría de las personas la forma del estómago recuerda a la letra" J"; sin embargo, tanto su forma como su posición pueden variar en personas con diferentes hábitos corporales e incluso en el mismo individuo como resultado de los movimientos del diafragma durante la respiración, el contenido del estómago y la posición corporal.

El estómago funciona como mezclador y reservorio del alimento, su principal función es la digestión de los alimentos mediante acción enzimática. El jugo gástrico convierte de forma gradual la masa de comida en una mezcla semilíquida, el quimo (del griego, jugo) que pasa rápidamente hacia el duodeno. El estómago vacío es solo algo más grande en calibre que el intestino grueso; sin embargo, es capaz de dilatarse de forma considerable y albergar en su interior de 2 a 3 litros de alimento. [65, 66]

Este órgano está conformado por cuatro partes sin límites netos: Cardias que se localiza en la unión entre el esófago y el estómago, el fondo dilatación superior relacionada con la cúpula diafragmática, el cuerpo la mayor parte del estómago entre el fondo y el antro pilórico y la porción pilórica que controla el vaciado del contenido gástrico hacia el duodeno a través del orificio pilórico.

La superficie de la mucosa gástrica es liza y de color marrón rojizo en el individuo vivo; está recubierta por una capa continua de moco que protege la superficie del ácido que secretan las glándulas gástricas.

Como se puede apreciar en la figura 3 la pared gástrica presenta de afuera hacia adentro las siguientes capas: serosa que es la capa más superficial del peritoneo que cubre las partes del tubo digestivo. La capa muscular que se encuentra por debajo de la serosa y está íntimamente unida a ella.

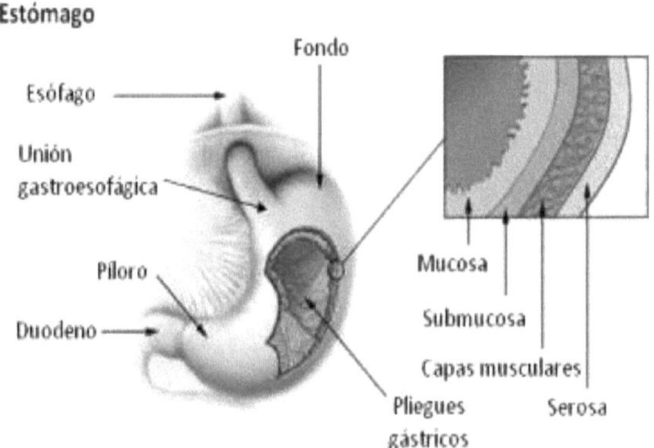

FIGURA 3: ESTRUCTURA DE LA PARED GÁSTRICA

Fuente: anticancerfund.org/es/cancers/cancer-de-estomago 2017.

La submucosa formada por tejido conjuntivo denso no modelado que contiene vasos sanguíneos y linfáticos de mayor calibre, fibras nerviosas, células ganglionares y la capa mucosa que está formada por un epitelio de revestimiento y glándulas; el epitelio está constituido por células cilíndricas secretoras de moco y bicarbonato, que se renuevan completamente de 1 a 3 días.

Inflamación gástrica

La gastritis es una inflamación de la mucosa del estómago que puede ser de tipo agudo, de aparición rápida y resolución en pocos días, o de tipo crónico, en cuyo caso puede persistir durante años y producir una úlcera péptica. Puede ser solo superficial y por tanto, poco nociva, o penetrar profundamente en la mucosa gástrica y provocar si su evolución es prolongada una atrofia casi completa de sus glándulas. [67]

Desde el punto de vista histológico está asociada con un aumento del número de células inflamatorias en la mucosa, se caracteriza por un dolor fijo y quemante en el epigastrio, que aumenta por la ingestión de toda clase de sustancias, acompañadas de náuseas y vómitos. Los malos hábitos alimenticios, el estrés y el Helicobacter pylori (H. pylori) son los desencadenantes principales de este mal. No se presenta a una edad específica, ya que incluso los niños pueden llegar a desarrollar gastritis causada por una infección bacteriana o viral, enfermedades autoinmunes o por el reflujo de bilis hacia el estómago.

Úlceras pépticas.

La úlcera péptica constituye un problema médico-social con repercusión económica y social. Es un motivo de preocupación a nivel mundial, debido a su amplia distribución geográfica, morbilidad y consumo de medicamentos. El término úlcera péptica (UP) lo utilizó, por primera vez Quincke (1882) que planteaba que las propiedades agresivas del jugo gástrico eran las responsables de su producción, aspecto este que aún es válido hasta nuestros días.[68]

Actualmente el término de úlcera se define como la pérdida de la integridad de la mucosa del estómago o del duodeno que produce un defecto local o excavación a causa de inflamación activa y que en profundidad alcanza la submucosa. Esta es una de las patologías más frecuentes del aparato digestivo. En este sentido la úlcera péptica se define entonces como una alteración de la mucosa gástrica y/o duodenal de carácter crónico y recurrente causada por la secreción ácida del estómago que actúa produciendo un desequilibrio entre los elementos agresivos y defensivos de la mucosa gastroduodenal que conlleva a la aparición de lesiones en el estómago y duodeno. Pueden aparecer en cualquier porción del estómago, pero la localización más frecuente corresponde a los primeros centímetros cercanos del píloro. Además, las úlceras pépticas afectan a menudo a la curvatura menor del extremo antral del estómago o, más rara vez, al extremo inferior del esófago, hacia donde refluyen los jugos gástricos. [69]

Etiología.

La úlcera gástrica es una enfermedad de origen multifactorial, con una etiología compleja. Es dada principalmente por la infección causada por H pylori, consumo crónico de analgésicos no esteroideos (AINES), estrés como factor desencadenante, consumo crónico de alcohol y la hipersecreción ácida. Se manifiestan ante un desequilibrio entre los factores agresores y los factores defensivos de la mucosa gastroduodenal como ya hemos señalados, conllevando la aparición de lesiones en el estómago, que no sobre pasan la serosa. Se considera que son prevenibles, mediante el incremento de los mecanismos de defensa de la mucosa gástrica y disminuyendo los mecanismos que causan la úlceración.[70]

Las úlceras pueden ser el resultado de alteraciones en la secreción del ácido clorhídrico, la disminución de los factores citoprotectores como efecto secundario al uso de los antiinflamatorios no esteroides y la presencia de Helicobacter pylori como causa única o asociado a otra etiología. El H pylori modifica la secreción de ácido del estómago, coloniza con preferencia el antro gástrico, disminuyendo la concentración de somatostatina y la población de las células D (productoras de somatostatina). Produce la pérdida del efecto inhibitorio de producción de gastrina con la siguiente hipergastrinemia que origina el aumento de las células parietales y la secreción acida.[71]

Clínicamente, las úlceras se manifiestan con dolor abdominal de localización en el epigastrio que aparece 2-3 horas tras la ingesta de alimentos y que se alivia con éstos o los antiácidos. El paciente ulceroso pude presentar náuseas, vómitos, diarrea, estreñimiento, hinchazón abdominal, alteración del ritmo intestinal, anorexia, pérdida de peso y anemia. [72-74]

Prevalencia

La prevalencia de la úlcera gástrica es elevada, pues afecta al 10% de la población en algún período de la vida, con una prevalencia de úlcera activa en un momento determinado del 1%. Además más el 50 % de la población mundial está infectada con el H pylori, y particularmente en los países en vías de desarrollo la tasa de infección sobrepasa el 80 % de la población. La mortalidad es muy baja con esta enfermedad, pero pueden tener complicaciones que en ocasiones extremas podrían causar la muerte del paciente, siendo éstas las hemorragia digestiva (10-15%), la perforación (5-10%) y la obstrucción intestinal (2-5%). [75,76]

Terapias actuales

La adquisición de conocimientos cada vez más profundos en el campo de la fisiopatología del sistema gastrointestinal ha devenido en el desarrollo de una gran variedad de productos sintéticos que, tomando como base los conceptos actuales de citoprotección, son capaces de ejercer múltiples efectos beneficiosos en este sentido.

Los antihistamínicos H_2 (Cimetidina, Ranitidina, Famotidina, Nizatidina) producen la inhibición de la secreción ácida por bloqueo de los receptores específicos de producción de ácido (H_2 de la histamina). Estos han demostrado ser eficaces y seguros en la cicatrización de las lesiones ulcerosas, así como en la disminución de las recidivas si se administran de forma continua. En cuatro semanas consiguen cicatrizar el 80-85% de las úlceras duodenales y el 70-75% de las úlceras gástricas. A las seis semanas estas cifras ascienden a un 90-92% y a un 80-85% respectivamente. [77]

Además de los tratamientos anteriormente descritos en muchos casos un tratamiento de elección es la erradicación del H. pylori. [78]

Gastroprotección

El estómago es un órgano que presenta un complejo mecanismo de protección ante el efecto agresivo de la secreción pepsina ácido clorhídrico, llamado gastroprotección. La secreción ácido-péptica baña los tramos medios del tubo digestivo; pero solo la mucosa gástrica está preparada funcionalmente para resistir las propiedades agresivas de dicha secreción. Ni la mucosa esofágica, ni la duodenal pueden "defenderse" apropiadamente de un pH < 4,0, durante periodos prolongados o en episodios cortos repetidos.

En la regulación de la secreción ácida participan múltiples factores químicos, nerviosos vagales y hormonales. La secreción ácida es estimulada por una hormona denominada gastrina (estímulo más leve, pero prolongado) y por fibras nerviosas vagales (estímulo intenso pero corto), a través de receptores situados en las células parietales. La gastrina es una hormona liberada normalmente durante la digestión al contacto con la comida, por las células G localizadas básicamente en la región antral del estómago; su liberación estimula la secreción de ácido clorhídrico y de pepsina en menor grado. Cuando la acidez del jugo gástrico tiene un pH menor de 2.0, el mecanismo de la gastrina para estimular la secreción gástrica se estimula. Este efecto es resultante de dos factores diferentes. En primer lugar, la acidez intensa deprime o bloquea la secreción de gastrina por parte de la mucosa antral. En segundo lugar el ácido provoca un efecto inhibidor de la secreción ácida del estómago. Esta inhibición por retroalimentación de las glándulas gástricas desempeña un papel fundamental de protección al estómago contra secreciones ácidas excesivas, que fácilmente originarían úlcera péptica. Además de este efecto protector, también es importante el mecanismo de retroalimentación para conservar el pH óptimo con objeto de que funcione la pepsina en el proceso digestivo, en todos los casos en que se eleva el pH gástrico por encima de 2,5, se empieza a secretar gastrina y se produce mayor cantidad de ácido.[79]

También existen mecanismos neuroendocrinos inhibidores de la secreción ácida de origen duodenal. La defensa intrínseca de la mucosa esófago-gastroduodenal depende de diversos factores como el flujo sanguíneo, la calidad del moco y la capacidad regenerativa de la misma, todos ellos regulados por los niveles mucosos de prostaglandinas. Tanto en el esófago, como en el duodeno, los fallos en los mecanismos protectores por la hipersecreción ácida pueden llevar a la aparición de lesiones de la mucosa.

De hecho, las células gástricas (que forman la barrera mucosa) mediante la replicación celular, son constantemente reemplazadas por un proceso de descamación y crecimiento de nuevas células para sustituir las ya destruidas. La regeneración celular es ineludible durante la reparación de la mucosa. En ausencia de factores patogénicos locales (hipersecreción ácida, flujo sanguíneo reducido), el proceso se puede completar en menos de 4 horas, siempre que la lámina basal esté intacta

Las células epiteliales de la mucosa están enlazadas entre sí, por fuertes uniones intercelulares, como una barrera, estas poseen dos mecanismos específicos de defensa con los que contribuyen a la resistencia específica frente al ácido y la capacidad reparadora de la barrera mucosa.

La resistencia específica se ha propuesto para explicar la integridad de las células de las glándulas oxínticas que no llegan a ser cubiertas por la capa de moco, que permanecen expuestas a concentraciones elevadas de ácido. Esta resistencia se atribuye a los fosfolípidos de la membrana plasmática apical, que forman una línea hidrófoba, y a los complejos de unión intercelulares, que restringen la permeabilidad a los H^+ y son resistentes al etanol y al ácido acetilsalicílico.[80]

Una caída del flujo sanguíneo mucoso puede producir, por sí sola, lesiones de la mucosa, así sucede con las denominadas úlceras de estrés que aparecen en el shock y en las que, además, puede concurrir una acidosis metabólica que disminuye la función amortiguadora. En general, la respuesta de la microcirculación de la mucosa ante una agresión es el aumento del flujo sanguíneo, éste es proporcional a la cantidad de H^+ que difunde y es mediada por las prostaglandinas endógenas. Si el incremento del flujo es suficiente para diluir, amortiguar y eliminar el exceso de H^+ difundido, no aparecerá lesión o, si ésta se produce, será mínima. Por el contrario, si el flujo se encuentra reducido (hipotensión o vasoconstricción) aparecerá una lesión profunda.[82]

Las prostaglandinas ejercen su citoprotección a través de los siguientes mecanismos:

a)   estimulan la secreción de moco y bicarbonato,

b)   favorecen los procesos de reepitelización,

c)   modulan el flujo sanguíneo mucoso,

d)   protegen el endotelio capilar de la agresión y

e)   es probable que mejoren la resistencia específica al ácido del epitelio mucoso a través de la síntesis de fosfolípidos de membrana

Las prostaglandinas endógenas, actúan activando los canales K (ATP) y este mecanismo en parte media la gastroprotección. Diversos estudios muestran la actividad protectora de las prostaglandinas, como la PGE_1, PGE_2, PGF_2, mediante la inducción de formación de moco con acción citoprotectora, mediada por moléculas no proteicas con uniones sulfhídrico. Estos compuestos tienen un rol muy importante en la actividad de la mucosa gástrica. Las PGE$_2$ y PGI$_2$ controlan los excesos de secreción. El aumento en la concentración de prostaglandina E$_2$ específicamente, incrementa la tasa de producción de uno de los fosfolípidos más importantes del moco gástrico, el dipalmitoil fosfatidil colina, aumentando el espesor de la capa de gel. Esta mayor hidrofobicidad mejora la capacidad de defensa de la barrera presente en la mucosa gástrica y duodenal en la prevención de la úlcera gástrica.[83, 84]

La somatostatina aplicada a ratas vía intraperitoneal, induce gastroprotección y la restauración del flujo sanguíneo en la mucosa gástrica durante la exposición al etanol al 70 % por un mecanismo que depende de la generación del óxido nítrico Este último compuesto juega un papel importante como modulador intrínseco del flujo sanguíneo en varios tejidos, en las interacciones entre las células inflamatorias y el endotelio vascular, en el bloqueo de la agregación plaquetaria y en la reducción de la adhesión plaquetaria a las células endoteliales, existen estudios en los que se ha demostrado su producción in situ en el tracto digestivo y el efecto protector en la inflamación gástrica e intestinal.[85]

Técnicas experimentales para la evaluación de la actividad gastroprotectora

La valoración de los mecanismos fisiopatológicos implicados en el daño de la mucosa gastroduodenal, y la evaluación de fármacos para el tratamiento de la actividad antiulcerosas, ha impulsado a establecer una serie de modelos experimentales animales con la finalidad de producir lesiones en la mucosa, ya que desde el punto de vista ético no deben ser realizados en humanos. El daño de la mucosa puede ser de forma aguda o crónica. Las ratas y ratones son las especies más utilizadas como modelo biológico, pero también se han descritos técnicas con el uso de otras especies como cobayos.

Los biomodelos de experimentación con animales vivos son una alternativa real de investigación en diferentes áreas del conocimiento, la que contribuye al bienestar humano y animal. El fundamento técnico parte de la similitud entre animales y seres humanos en el aparato digestivo, y que además expresan metabolismos parecidos. El uso de los animales de experimentación tiene que realizarse utilizando las buenas prácticas que se basan en la ética de trabajo con los animales de laboratorio, no causándole dolores innecesarios, usar sólo los indispensables y mantener las condiciones del confort de su hábitat según los parámetros establecidos. Entre los modelos agudos más empleados para evaluar la actividad gastroprotectora se encuentran: modelo de Inducción de úlceras gástricas por estrés, indometacina, ligamiento pilórico, por etanol absoluto y ácido clorhídrico. Solo cuando estos se aplican y se encuentran resultados satisfactorios se puede pasar a los modelos crónicos, entre los que se encuentran la Inducción de úlceras gástricas con ácido acético y por cisteamina. [86]

La administración de ácido clorhídrico daña la mucosa estomacal, provocando el desprendimiento de mucus por un efecto erosivo mecánico. Estas son lesiones directas del epitelio gástrico por un agente químico que provocan alteraciones en la mucosa gástrica, preferentemente focos de hemorragia sub-epiteliales y erosiones ampliamente distribuidas por la superficie gástrica. La inhibición del flujo sanguíneo provoca alteración en el mecanismo de la defensa y permite que el ácido clorhídrico ataque la mucosa

El modelo de ligamento pilórico de la rata, ha sido ampliamente utilizado, para estudiar el estímulo de la secreción gástrica. Las úlceras gástricas y duodenales atribuidas al desequilibrio en la mucosa gástrica, a partir de los factores defensivos (mucosa, bicarbonato, prostaglandinas) y agresivos (HCL, pepsina). La presencia del ácido constituye un factor importante en la formación de las úlceras pépticas por lo que es un modelo ideal para evaluar el efecto antisecretor. Es una técnica más compleja pues es necesario exponer el estómago mediante una incisión en el abdomen para realizar la ligadura del píloro. Cuatro horas después de la ligadura se sacrifican los animales, se extrae el estómago y se colecta el contenido gástrico que se centrifuga a 3000 rpm por 15 min, se mide el volumen del sobrenadante, el pH y la acidez total.

Para evaluar el efecto de una sustancia sobre las úlceras crónicas se emplea comúnmente la inducción de úlceras gástricas con ácido acético. En este modelo los animales no se privan del alimento durante el tiempo de experimentación. Los animales se anestesian, realizándose una incisión en el abdomen, y sobre la superficie serosa del estómago se pone en contacto 70 uL de ácido acético al 100%, durante 60 segundos. Otra forma de producir la úlcera crónica con ácido acético es inyectándole 30 µL de una solución al 20% en la subserosa de la pared lateral a 1cm cerca de píloro. El ácido acético es un agente químico que actúa como un irritante sobre la mucosa. La lesión inicial es una necrosis epitelial que afecta la submucosa y las capas musculares en función de la dosis y el tiempo de exposición. Se caracteriza por la infiltración de linfocitos, macrófagos y neutrófilos, incremento de la permeabilidad de la mucosa y aumento de la producción de óxido nítrico. En esta técnica al igual que la ligadura del píloro se necesita la extracción del estómago para la inyección del acético, pero es más compleja pues se requiere dejar los animales al menos 5 días después de la inyección para que establezca la úlcera de forma tal que pueda detectase macroscópicamente, por lo que requiere tratar a los animales con antibióticos durante 72 horas después de la operación y además curar la herida. Con esta técnica se obtiene una sola úlcera en el lugar en donde se realiza la inyección y de todos los modelos experimentales empleados es en el que úlcera inducida se asemeja más a la que se produce en el humano.

También podemos Inducir la formación de úlceras duodenales crónicas por cisteamina, en este modelo las úlceras son inducidas en un día por dos administraciones de hidrocloruro de cisteamina en una dosis de 400 mg/Kg pv, en solución acuosa a intervalos de 4 horas por vía intragástrica y se sacrifican los animales 24 horas después de la primera dosis administrada. El número de úlcera y la severidad de las lesiones se miden de forma similar a las úlceras agudas inducidas.[90]

Teniendo en cuenta que la prevención de la formación de las úlceras es mucho mejor que su curación cuando ésta se ha establecido, en la actualidad se realizan muchas investigaciones con el objetivo de incrementar el conocimiento de las sustancias que pueden ser gastroprotectoras y en especial aquella de origen natural.[91-95]

Los productos naturales poseen una vasta diversidad química que difieren en sus estructuras a las biomoléculas del organismo humano, debido a su diversidad, afinidad y especificidad, las biomoléculas vegetales han demostrado tener un gran potencial como moduladores del metabolismo celular lo que ha sido una fuente esencial para el descubrimiento de nuevos fármacos.[96]

Después de la ubicación en la temática a tratar describiremos los estudios que como sustancias gastroprotectora y antiulcerosa naturales hemos realizados con la Musa paradisiaca variedad Burro CEMSA, lo que constituye el objetivo de este trabajo.

Material y Método

Preparación de la sustancia de ensayo:

Se recolectaron frutos verdes de la especie Musa ABB (variedad burro CEMSA) apto para el consumo humano en el mercado agropecuario de Santa Clara, a los cuales se les separó la pulpa de la cáscara, la pulpa fue seccionada en rodajas finas y la cáscara fue seccionada en fragmentos muy pequeños, ambos materiales fueron sometidos a un proceso de secado a 50 grados centígrados durante 3 días en estufa con corriente de aire. Posteriormente, el producto desecado fue triturado hasta lograr un polvo fino y tamizado para obtener un tamaño uniforme de partículas de 0,05 mm. Con este polvo se realizaron todos los experimentos del trabajo, incluyendo el tamizaje fitoquímico. Finalmente se prepararon con agua destilada a 37°C, suspensiones de diferentes concentraciones, para obtener las dosis específicas deseadas al administrarlas a los animales en los diferentes grupos.

Modelo biológico:

El estudio se llevó a cabo en ratas Wistar convencionales, machos, jóvenes, con un peso comprendido entre 190 y 200 g, procedentes del CENPALAB Centro Nacional de Producción de Animales de Laboratorio, Cuba), los animales se mantuvieron en condiciones ambientales de 22 ± 2 °C de temperatura, 40-70 % de humedad y ciclos de luz-oscuridad de 12 x 12 horas. Se alimentaron con ratonina comercial y el agua de beber fue apta para el consumo, a libre demanda. Los animales fueron marcados por tatuaje en la oreja, posteriormente fueron pesados y depositados en cajas T-4 con fondo de rejillas; los grupos experimentales se formaron utilizando una tabla de números aleatorios.

Método: Se realizó un estudio preclínico de farmacología experimental en la Unidad de Toxicología Experimental de Villa Clara, utilizando un modelo de producción de úlceras gástricas agudas por etanol e indometacina y úlceras crónicas por ácido acético

Operacionalización Variables:

a) Informativas:

Registro promedio de temperatura y humedad.

b) Control:

Horario de aplicación de la sustancia de prueba.

Horario de aplicación de las sustancias ulcerogénicas.

Dosis de las sustancias ulcerogénicas.

Dosis de las sustancias de ensayo y patrones.

c) De respuesta:

Número de úlceras.

Grado o severidad de las lesiones.

Volumen del contenido gástrico.

pH del contenido gástrico.

Proteínas totales.

Actividad proteolítica.

Experimento I Modelos de inducción de las úlceras agudas (etanol e indometacina)

Modelo con etanol. En este   modelo el agente ulcerogénico fue alcohol absoluto 1 mL por animal. Se establecieron 5 grupos experimentales de 8 animales por grupo

Grupo I (Control): agua destilada (vehículo).

Grupo II (Patrón): atropina a dosis de 20 mg/Kg de peso del animal.

Grupo III suspensión de la pulpa o cáscara al 200 mg/ 100 g v.

Grupo IV suspensión de la pulpa o cáscara al 300 mg/ 100 g pv.

Grupo V suspensión de la pulpa o cáscara al 400 mg/ 100 g pv.

El grado de ulceración se cuantificó mediante la escala de Marhuenda y, por último, se calculó el por ciento de inhibición teniendo en cuenta el grado de ulceración de los grupos de estudios en relación con el grupo control

Modelo de úlcera con indometacina. El agente ulcerogénico utilizado fue indometacina 50 mg/Kg y se establecieron 5 grupos experimentales de 8 animales por grupo

Grupo I (Control): agua destilada (vehículo).
Grupo II (Patrón): ranitidina a dosis de 50 mg/Kg de peso del animal.
Grupo III   Suspensión de la pulpa o cáscara al 200 mg/ 100 g pv.
Grupo IV Suspensión de la pulpa o cáscara al 300 mg/ 100 g pv.
Grupo V suspensión de la pulpa o cáscara al 400 mg/ 100 g pv.

El efecto gastroprotector será:

- ✓ Nulo: Si el grupo tratado no manifiesta diferencias estadísticamente significativas con respecto al grupo control.

- ✓ Moderado: Si el grupo tratado manifiesta disminución del número de úlceras y grado de ulceración estadísticamente significativa con respecto al grupo control.

- ✓ Alto: Si la disminución del número de úlceras y el grado de ulceración del grupo problema no manifiesta diferencias estadísticamente significativas con respecto al grupo patrón.

Experimento II. Determinación del efecto de antisecretor las suspensiones de plátano, mediante el modelo de secreción gástrica en ratas con ligadura del píloro.

Se conformaron 3 grupos, cada uno con 6 animales, a uno de ellos se le administró una suspensión de la pulpa al 400 mg/ 100 g pv, al otro una suspensión de la cáscara al 400 mg/ 100 g pv y agua destilada al tercero por ser el grupo control, estas aplicaciones se realizaron durante 3 días previos al experimento, así como media hora antes del momento de inducción de la úlcera. Para iniciar el procedimiento, se practicó una pequeña incisión abdominal a cada animal, previa ligera anestesia con éter y se ligó el píloro teniendo el cuidado de evitar traumatismos de los vasos sanguíneos circundantes.[97] Inmediatamente se administró agua al grupo control y las suspensiones de la pulpa y de la cáscara al 400 mg/ 100 g pv a respectivamente a los 3 grupos, se esperó 4 horas, al término de las cuales se sacrificaron los animales. Se abrió el abdomen, se ligó el esófago para evitar el reflujo del contenido gástrico, se extrajo el estómago, se abrió a lo largo de la curvatura mayor y se colectó el contenido gástrico, que se midió en mililitros, y se centrifugó durante 15 minutos a 4500 rpm. Se midió el volumen y se tomaron muestras de 100 µL para la determinación de la concentración de proteínas totales y la actividad proteolítica de la pepsina. El jugo gástrico restante se utilizó para la evaluación de la acidez total mediante un PH metro. La actividad de la pepsina se determinó por el método colorimétrico de Anson y Mirsky y se expresó como µg de tirosina/min.

Experimento III. Estudio del efecto gastroprotector por la administración dosis repetida

Determinación del efecto gastroprotector por administración de las suspensiones de la pulpa durante 3 días previo a la inducción de las ulceras, modelo indometacina.

Material a ensayar.

El material de ensayo (polvo de la Musa ABB) fue el mismo utilizado en los experimentos anteriores

Modelo biológico

El estudio se llevó a cabo en ratas Wistar convencionales, machos, jóvenes, con un peso comprendido entre 190 y 200 g, procedentes del Vivario de la Universidad de Sevilla; los animales se mantuvieron en condiciones ambientales de 22 ± 2 °C de temperatura, 40-70 % de humedad y ciclos de luz-oscuridad de 12 x 12 horas. Se alimentaron con ratonina comercial y el agua de beber fue apta para el consumo, a libre demanda. Los animales fueron marcados por tatuaje en la oreja, posteriormente fueron pesados y depositados en cajas T-4 con fondo de rejillas; los grupos experimentales se formaron utilizando una tabla de números aleatorios.

Diseño experimental

Para evaluar el efecto gastroprotector, se formaron 6 grupos de 10 animales de forma aleatoria, a los que se les suministró el agua, el omeprazol y las suspensiones de la pulpa de plátano durante tres días, a las 8:30 am, mediante intubación con una cánula intragástrica, previo a la inducción de las úlceras.

Grupo I (Control -): agua destilada (vehículo)
Grupo II (Patrón+): Omeprazol en dosis de 20 mg/kg pv
Grupo III (Problema): suspensión en dosis de 125 mg/kg pv
Grupo IV (Problema): suspensión en dosis de 250 mg/kg pv
Grupo V (Problema): suspensión en dosis de 500 mg/kg pv
Grupo VI Grupo al que no se le indujo las úlceras

El grupo VI no se le indujo la úlcera, y solo recibió agua para minimizar el posible efecto de la intubación, que se llamó grupo normal que se utilizó para el estudio de los mecanismos del efecto gastroprotector. El alimento se retiró 15 horas antes de la inducción de las úlceras, y el agente ulcerogénico: indometacina en dosis de 40 mg/kg de peso vivo, se administró 24 horas después de la última administración de las sustancias de prueba.

Los animales fueron sacrificados cinco horas después de la inducción de las úlceras; se extrajeron los estómagos, que se abrieron por la curvatura mayor, se extendieron sobre un pliego de papel de filtro, y rápidamente se midió el área dañada en mm^2 utilizando un pie de rey. Se tomó la mucosa gástrica de los grupos I, III, IV, V y VI para la determinación del mecanismo de acción.

Experimento IV. Determinación del mecanismo de acción.

Para determinar el mecanismo de acción, fueron utilizadas las mucosas gástricas obtenidas de los animales de los grupos I, III, IV y V, y al grupo VI que no se le indujo la úlcera, utilizados en el experimento anterior

Previamente se había estudiado el mecanismo de acción antisecretor y nos propusimos estudiar otros mecanismos como el antiinflamatorio y el antioxidante, teniendo en cuenta los metabolitos presentes en esta parte del fruto, para lo cual se realizó la determinación de las enzimas mieloperoxidasa y superoxido dismutasa, así como el contenido de prostaglandina en la mucosa gástrica.

✓ Determinación de la actividad de la mieloperoxidasa (MPO)

Esta enzima se determinó por la técnica propuesta por Grisham y cols. [98] que está basada en la oxidación dependiente del peróxido de hidrógeno (H_2O_2), de un donador artificial de electrones: el 3,3´, 5,5´ tetrametil bencidamina (TMB), con producción de un cromógeno azul, cuya absorbancia se midió mediante espectrofotometría a 655 nm.

✓ Determinación de la superóxido dismutasa (SOD)

La actividad de esta enzima se midió según el método descrito por Mc Cord y Fridovich,[99] el cual se basa en la capacidad del radical (O_2-) de reducir el citocromo C, reacción que es inhibida por la SOD, que compite por los radicales (O_2-), llevando a cabo la dismutación. El grado de inhibición de la reducción del citocromo C es un indicador de la capacidad de acción de la enzima. En este caso, el sustrato fue la xantina; la actividad total de la enzima se midió mediante espectrofotometría 550 nm. Una unidad internacional de la enzima es la cantidad de enzima que produce una inhibición del 50 % de la reducción del citocromo C.

✓ Determinación del contenido de prostaglandina (PGE_2)

Los niveles de prostaglandina (PGE_2) en la mucosa gástrica se valoraron mediante un enzimoinmuno análisis (ELISA) tipo competitivo, utilizando un juego comercial (Prostaglandin E2 enzyme immunoassay. Assay Designs, Inc. Cat no 90101), en un lector de placa Labsystems Multiskan Ex. La adición del sustrato para la acetilcolinesterasa produjo una coloración amarilla que se leyó a 405 nm, cuya intensidad es inversamente proporcional a la cantidad de PGE_2 libre en los pocillos.[86]

Experimento V

Determinación del efecto antiulceroso.

La determinación del efecto antiulceroso se realizó con el modelo de úlceras crónicas por inyección de ácido acético en la subserosa del estómago.[100] Se usaron 40 ratas Wistar, machos jóvenes provenientes de CENPALAB con un peso de 190 ±10, mantenidas en condiciones ambientales y de alimentación como fue descrita anteriormente.

Se conformaron 5 grupos de 8 animales cada uno, el grupo 1 control negativo, el grupo 2 control positivo (ranitidina 50 mg/ Kg pv), al grupo 3 le fue suministrado 125 mg de Musa /Kg pv, al grupo IV se trató con 250 mg/Kg pv y al grupo V se le administró 500 mg/ Kg pv. Para la realización de esta técnica los animales fueron anestesiados con ketalar, posteriormente se les realizó una incisión en el abdomen y se exteriorizó el estómago cuidadosamente, se inyectó 0,05 mL de una solución de ácido acético al 20 % en la subserosa, secando el sitio de la inyección con un pequeño pedazo de papel de filtro, se volvió a colocar el estómago en su posición, se suturaron los animales y se mantuvieron con antibiótico durante 48 horas.

Las sustancias a ensayar se aplicaron 72 horas después de inducir las úlceras por un periodo de 7 días. Al finalizar el periodo de administración se sacrificaron los animales, se midió el área dañada y se tomó muestra de la mucosa de todos los animales de los   grupos conformados. Se evaluaron también las lesiones mediante técnicas histopatológicas para la determinación de las úlceras activas.

Análisis estadístico.

Para la evaluación de los resultados se confeccionó una base de datos y se utilizó el paquete estadístico SPSS para realizar el análisis estadístico con pruebas no paramétricas. Se calculó la media para cada grupo y la U de Mann-Whitney para establecer si las diferencias entre los grupos tratados y el control son estadísticamente significativas. La comparación entre varios grupos se realizó mediante la prueba multidimensional de Kruskal-wallis.

Resultados y discusión

Tamizaje Fitoquímico

En la tabla 2 se puede observar que la pulpa y la cáscara mostraron   la presencia de alcaloides y taninos, fenoles o ambos, como compuestos químicos predominantes, así como azúcares reductores, aminoácidos libres y cumarinas en menor proporción, las concentraciones de los polifenoles totales fue de 3 mg por gramo de la pulpa y de 2,4 mg por gramo de la cáscara. La presencia de los taninos y alcaloides en el fruto de la musa como metabolitos secundarios mayoritarios pudieran explicar el gran efecto gastroprotector que   presentaron   las preparaciones utilizadas ya que ha sido reportado previamente que estos metabolitos presentan efectos gastroprotectores[101-103].

Debemos señalar que en la cáscara hay mayor contenido de alcaloides que en la pulpa y que el contenido de los aminoácidos libres no es detectable con la técnica de análisis empleada, sin embargo el contenido de fenoles y taninos es similar en ambas partes del fruto.

TABLA 2. TAMIZAJE FITOQUÍMICO DE LA MUSA ABB.

COMPONENTES	PULPA	CÁSCARA
Alcaloides	++	+++
Azucares reductores	++	+
Saponinas	-	-
Aminoácidos libres	++	-
Taninos y / o fenoles	++	++
Antocianidinas	-	+-
Cumarinas	+	+
Triterpenos y / o esteroides	-	-

Experimento I.

Modelo de úlcera inducida con alcohol absoluto:

Al analizar macroscópicamente los estómagos y las mucosas, en los animales sacrificados del grupo experimental que recibió etanol absoluto como agente ulcerogénico, encontramos una gran distensión de los estómagos en los animales del grupo control negativo, sus mucosas estaban enrojecidas y en ocasiones completamente hemorrágicas, además se pudo constatar en ellas un número considerable de ulceraciones, la mayoría de gran severidad, por el contrario, en los grupos que se les administraron las suspensiones de la pulpa y la cáscara, los estómagos se mostraron menos distendidos, sus mucosas no presentaban enrojecimiento y se apreció en ellas una evidente disminución en el número y la severidad de las lesiones ulcerosas.

TABLA 3. NÚMERO Y GRADO DE ULCERACIÓN MODELO ETANOL ABSOLUTO

GRUPO	NÚMERO DE ÚLCERAS	GRADO DE ULCERACIÓN mm^2
Control	8.10 ± 2.02	7.10 ± 2.23
Atropina	1.00 ± 1.24 (b)	1.20 ± 1.61 (b)
Pulpa 200 mg/100g	5.30 ± 2.11 (a)	6.90 ± 1.44
Pulpa 300 mg/100g	3.44 ± 2.74 (b)	4.22 ± 3.07 (a)
Pulpa 400 mg/100g	1.88 ± 1.90 (b)	2.66 ± 2.39 (b)
Cáscara 200 mg/100g	2.12 ± 1.88 (b)	3.12 ± 2.23 (b)
Cáscara 300 mg/100g	1.75 ± 1.75 (b)	2.75 ± 2.18 (b)
Cáscara 400 mg/100g	0.37 ± 0.74 (b)	0.62 ± 1.18 (b)

(a) $p < 0{,}01$ en relación con el control
(b) $p < 0{,}001$ en relación con el control
Datos obtenidos en la Unidad de Toxicología Experimental de Villa Clara.

En la Tabla 3, podemos observar el comportamiento del número de úlcera y el grado de ulceración en los diferentes grupos en el modelo de inducción de úlcera por etanol. Al comparar los resultados del grupo control con los del grupo al que se le suministró la suspensión de la pulpa al 200 mg/ 100 g pv se obtuvo, una disminución altamente significativa ($p = 0.007$) del número de lesiones presentes con la aplicación de la suspensión, sin embargo no hubo diferencias significativas ($p = 0.481$) en el grado de ulceración, este último resultado no nos permite plantear categóricamente un efecto gastroprotector de la pulpa a esta concentración, pues aunque el disminuir el número de úlceras pudiera representar indicios de mejoría, no obtuvimos disminución significativa en la severidad de las lesiones, por lo que este efecto es muy bajo. Al administrar la suspensión de la pulpa al 300 mg/ 100 g pv, obtuvimos una disminución muy altamente significativa del número de úlceras (p = 0.001) y altamente significativa del grado de la lesiones ulcerosas (p = 0.010) cuando se comparan con el control. Este resultado muestra una mayor evidencia del efecto gastroprotector.

Por último, comparando los resultados del grupo control con el grupo al que le fue administrado la pulpa a la dosis de 400 mg/ 100 g pv se obtuvo también una disminución muy altamente significativa en cuanto al número de úlceras (p = 0.000), y al grado de las lesiones (p = 0.001). Este resultado muestra un evidente efecto gastroprotector, pues la mejoría detectada, dada por la disminución de la cantidad y severidad de las lesiones ulcerosas, es ahora estadísticamente muy significativa en ambas variables.

Analizando los resultados se puede observar efecto gastroprotector de las suspensiones de la pulpa con las 3 dosis utilizadas.

- ✓ La suspensión de la pulpa al 200 mg/ 100 g pv tiene un efecto protector muy bajo sobre la mucosa gástrica, pues aunque disminuye el número de úlceras no modifica el grado de la lesión cuando se compara con el grupo control y ambas variables son significativamente mayor a la del grupo patrón.
- ✓ La suspensión al 300 mg/ 100 g pv presenta un efecto gastroprotector moderado, pues presenta una disminución significativa en ambas variables, cuando se compara con la del grupo control y se acerca al comportamiento del grupo patrón.
- ✓ La suspensión al 400 mg/ 100 g pv manifiesta un efecto gastroprotector alto, dado por las claras diferencias de su efecto respecto al control y semejante comportamiento respecto al patrón.

Los resultados encontrados con las diferentes dosis de la suspensiones de la cáscara mostró que todas las dosis provocaron una disminución muy altamente significativa tanto en el número de úlceras como en el grado de ulceración, lo que nos pone de manifiesto un alto poder gastroprotector de las mismas y es este resultado superior en efectividad cuando se compara con lo obtenido con las suspensiones de la pulpa. Comparando los efectos entre las diferentes dosis utilizada de la cáscara no se encontró diferencias significativas   (p = 0.721, p = 0.721) en el número de lesiones entre los grupos al 200 y 300 mg/ 100 g pv ni en los grupos del 300 y 400 mg/ 100 g pv. Al comparar el grado de las lesiones no se observan diferencias significativas entre los grupos estudiados, sólo se obtuvo una disminución significativa (p = 0.050) cuando se comparó los grupos del 300 y 400 mg/ 100 g pv. Sin embargo se puede observar un mayor efecto gastroprotector que aumenta con las dosis empleadas.

En la tabla 4. Se relacionan los porcientos de inhibición de la inducción de las ulceras en el modelo del etanol.

TABLA 4. PORCIENTOS DE INHIBICIÓN. MODELO ETANOL

GRUPOS	PORCIENTOS DE INHIBICIÓN
Atropina	83.09
Pulpa al 200 mg/100g	2.81
Pulpa al 300 mg/100g	40.56
Pulpa al 400 mg/100g	62.53
Cáscara al 200mg/100g	56.05
Cáscara al 300mg/100g	61.26
Cáscara al 400mg/100g	91.26

Aquí se puede observar, en el caso de los grupos que recibieron las suspensiones de la pulpa un porciento de inhibición de   las lesiones ulcerosas muy bajo a la dosis del 200 mg/ 100 g pv, sin embargo,   ya a dosis al 300 y 400 mg/ 100 g pv se aprecia un aumento en la inhibición, aunque siempre por debajo del obtenido con la atropina, estos resultados en general se corresponden con el efecto gastroprotector obtenido a partir del uso de las mismas dosis de la pulpa cuando analizamos las variables número y la severidad de las lesiones; con lo cual reafirman la tendencia del aumento progresivo del efecto gastroprotector, dependiente de la dosis administradas de las suspensiones de la pulpa. .

En el caso de las suspensiones de la cáscara, los porcientos de inhibición resultaron superiores a los de la pulpa, e incluso mayor que el de la atropina (83.09 %) en el caso de la suspensión al 400 mg/ 100 g pv (91.26 %), esto reafirma la presencia de un efecto gastroprotector más acentuado, de las suspensiones de la cáscara en este modelo. Este resultado habla a favor de la potencialidad que tiene la cascara de la Musa ABB en cuanto a manifestar actividad biológica, por lo que este subproducto de la cosecha del plátano pudiera ser utilizado de forma eficiente en la industria alimenticia y o farmacéutica.[28]

Modelo de inducción de úlceras con indometacina.

En el modelo de inducción de úlceras con indometacina no se visualizaron diferencias macroscópicas en los estómagos tan marcadas en relación con la distensión gástrica y al estado de la mucosa como ocurrió en el modelo de etanol, debido esto que en este modelo no se usó una sustancia tan agresiva como el alcohol absoluto que produce gran daño a la mucosa gástrica.

En la tabla 5, se relacionan los resultados obtenidos cuando se utilizaron las diferentes dosis de la pulpa y la cáscara del fruto de la Musa paradisiaca en el modelo de inducción de ulceras con indometacina.

Tabla 5. NÚMERO Y GRADO DE ULCERACIÓN MODELO INDOMETACINA

GRUPO	NÚMERO DE ÚLCERAS	GRADO DE ULCERACIÓN mm^2
Control	23.87 ± 5,58	26,81 ± 5,05
Ranitidina	4,51 ± 2,12(a)	5,45 ± 2,23 (b)
Pulpa 200 mg/100g	4,64 ± 1,57(a)	5,61 ± 1,85(b)
Pulpa 300 mg/100g	3,87 ± 1,97(a)	3,56 ± 1,25(b)
Pulpa 400 mg/100g	2,51 ± 1,61(b)	2,35 ± 0,96(b)
Cáscara 200 mg/100g	6,36 ±3,15 (a)	8,37 ± 3,87(a)
Cáscara 300 mg/100g	5,92 ±2,12(a)	7,40 ± 1.56(a)
Cáscara 400 mg/100g	6,10 ±2,01(a)	7.50 ±3.50 (a)

(a) p< 0,01 en relación con el control
(b) p< 0,001 en relación con el control
Datos obtenidos en la Unidad de Toxicología Experimental de Villa Clara.

Como puede observarse en dicha tabla,   los grupos a los que se les suministró la suspensión de la pulpa a la dosis de 200 mg / 100 g pv y de 300 mg / 100 g pv presentaron una disminución altamente significativa en el número de úlceras, mientras que el grupo que recibió 400 mg / 100g pv la disminución fue muy altamente significativa.

Todas las dosis empleadas producen una disminución muy altamente significativa del grado de ulceración de las lesiones cuando se comparan con el control. Cuando comparamos los resultados obtenidos tanto en el número de úlcera como en el grado de ulceración con los del patrón observamos que no se aprecian diferencias significativas en ninguna de las 2 variables, por lo que el efecto de las mismas es similar al del patrón ranitidina.

La aplicación de las suspensiones de la cáscara produjo una disminución altamente significativa en el número de úlceras con la administración de todas las dosis empleadas, En cuanto al efecto sobre el grado de ulceración en los animales que recibieron las diferentes dosis de las suspensiones de la cáscara fue la de producir una disminución altamente significativa respecto al grupo control, esto nos habla a favor del alto efecto gastroprotector también de esta parte del fruto. No se obtuvieron diferencias significativas en el número de las lesiones y en la severidad de estas cuando realizamos esta comparación con el grupo patrón.

Los porcientos de inhibición de úlceras en los grupos tratados con las suspensiones de la pulpa y la cáscara en el modelo de la indometacina se muestran en la tabla 6.

TABLA 6. PORCIENTOS DE INHIBICIÓN. MODELO INDOMETACINA

GRUPOS	PORCIENTOS DE INHIBICIÓN
Ranitidina	79,95
Pulpa 200 mg/100g	79,94
Pulpa 300 mg/100g	86,76
Pulpa 400 mg/100g	91,23
Cáscara 200 mg/100g	70,08
Cáscara 300 mg/100g	73,39
Cáscara 400 mg/100g	72,03

Estos resultados reafirman la presencia de un efecto gastroprotector más acentuado de las suspensiones de la pulpa (sobre todo a mayores dosis) en este modelo, respecto al logrado con el uso de las suspensiones de la cáscara, ya que los porcientos de inhibición logrados en este modelo con la pulpa a las dosis de 300 y 400 mg/100 g pv resultan evidentemente mayores que los alcanzados en el modelo del etanol, y las que produce la sustancia patrón (ranitidina).

En cuanto a la cáscara se presentan porcientos de inhibición no tan elevados como los obtenidos con la pulpa en este modelo. El efecto gastroprotector de las suspensiones de la cáscara es más acentuado y dependiente de la dosis en el modelo del etanol, esto se invierte en el modelo de inducción de úlcera por indometacina, ya que en este modelo se detecta un mayor efecto gastroprotector de las suspensiones de la pulpa, por lo que la pulpa es más eficiente como gastroprotectora antes los antiinflamatorios no esteroideos.

Se puede inferir que estos resultados pudieran deberse al efecto de los compuestos químicos más abundantes en cada parte estudiada del fruto, sobre los mecanismos de inducción de úlceras producidos en cada modelo utilizado, aparentemente y sobre todo, a expensas del contenido de alcaloides en el modelo del etanol y de los taninos en el modelo de la indometacina.

Experimento II. Evaluación del efecto antisecretor

En la tabla 7 se analizan los diferentes parámetros estudiados para evaluar el posible efecto antisecretor de las suspensiones de la Musa paradisiaca, utilizando la mayor dosis empleada en el experimento anterior tanto de la pulpa como de la cáscara, las que fueron aplicadas durante 3 días con anterioridad al sacrificio de los animales.

TABLA 7. EFECTO ANTISECRETOR DE LA MUSA ABB

VARIABLES	**GRUPOS**		
	1-Control N=10	*2-Pulpa al 400 mg/ 100 g pv* N=10	*3-Cáscara al 400 mg/ 100 g pv* N=10
Volumen del jugo gástrico mL	5,62 ± 1,82	5,40 ± 2,61	7,53 ± 2,76
pH	2,37 ± 1,61	1,90 ± 0,39	1,79 ± 0,31
Proteínas mg/ mL	8,31 ± 2,70	11,08 ± 7,27	7,56 ± 2,22
Actividad µg tirosina/ min	1,89 ± 1,22	2,11 ± 1,84	2,00 ± 1,40
Actividad Específica µg tirosina/ min/mg proteínas	2,22 ± 1,29	1,73 ± 1,07	2,48 ± 1,17

a) p< 0,05 en relación con el control negativo
(b) p< 0,05 en relación con el grupo normal
(c) p< 0.001 en relación con el grupo normal y el control
Datos obtenidos en la Unidad de Toxicología Experimental de Villa Clara.

Como puede observarse en dicha tabla, no obtuvimos diferencias significativas al comparar las variables analizadas en el grupo control al que le fue administrado agua destilada con el de la pulpa y la cáscara al 400 mg/ 100 g pv, por lo que no podemos afirmar que el efecto gastroprotector obtenido en los 2 modelos de inducción de úlcera anteriormente descritos se deba a un mecanismo antisecretor, ni a la disminución de la actividad proteolítica de la pepsina.

Por tanto podemos plantear que las suspensiones utilizadas no manifiestan su efecto gastroprotector por un mecanismo de reducción de la secreción del jugo gástrico ni del aumento del pH de dicha secreción, ya que no se demostró una acción antiácida significativa respecto al grupo control, que sería la base fundamental de ejercer un efecto gastroprotector, sin embargo debemos destacar que la disminución de la acidez gástrica no constituye el único factor protector de la mucosa ante agentes agresivos y que este efecto puede ser producido por otros mecanismos que pueden comportarse como protectores de la mucosa gástrica, y que estudiamos posteriormente.

Retomando los resultados del tamizaje fitoquímico realizado, recordamos el predominio de taninos y alcaloides en la composición química de nuestra muestra en estudio. En otras investigaciones se ha comprobado también la presencia de una mezcla compleja de polihidroxifenoles y taninos como componentes de la fracción fenólica total de hojas de plátano burro; se piensa que gran parte de las propiedades biológicas atribuidas y comprobadas en los plátanos se debe a la presencia de estas sustancias. Muchos fenoles poseen propiedades antioxidantes y pueden inhibir la peroxidación lipídica in vitro   e in vivo [38].

Las propiedades antioxidantes constituyen la base molecular del efecto antiinflamatorio que ejercen muchas sustancias naturales y   sintéticas. [39,40] Así los componentes fenólicos al inhibir la producción de los radicales libres y la peroxidación lipídica pudieran favorecer el efecto antiinflamatorio de esta planta.

Por su parte los alcaloides naturales como atropina y escopolamina a nivel intestinal presentan actividad anticolinérgica y dan lugar a la reducción del tono, amplitud y frecuencia de las contracciones peristálticas, favorecen la contracción de esfínteres y disminuyen las secreciones. Estas acciones se producen por antagonismo competitivo sobre receptores muscarínicos a este nivel [41] o por acción directa de la anticolinesterasa.

Por tanto después de analizar las acciones que ejercen los compuestos químicos presentes tanto en la pulpa como en cáscara del fruto de la Musa ABB nos es factible pensar que el efecto gastroprotector obtenido a partir de la aplicación de las suspensiones de la planta en estudio pudiera haberse manifestado, en los modelos estudiados, a través de un mecanismo anticolinérgico y/o inmunológico inducido por alcaloides o de un mecanismo antioxidante y antiinflamatorio, debido a la elevada presencia de taninos, o quizás aún más probable, por una combinación de estas acciones.

Experimento III. Efecto gastroprotector de la pulpa por administración dosis repetida

Teniendo en cuenta que el efecto gastroprotector del polvo de la Musa paradisiaca, tanto el de la pulpa como el de la cáscara, fue significativo en las altas dosis utilizadas, se decidió continuar el estudio disminuyendo la dosis ensayadas 10 veces e incrementando el tiempo de administración a 3 días y usando nada más la pulpa en el modelo de indometacina, ya que la pulpa es mejor en un estudio de dosis repetidas por su fácil digestibilidad, comparada con la cascara y que fue evidente que ejerció mejor efecto gastroprotector en este modelo.

Los valores del área dañada de la mucosa gástrica en mm2, por el efecto de la administración de una dosis única de indometacina a 40 mg/kg de peso vivo y en los grupos que se le administró durante 3 días el omeprazol (control positivo) y las diferentes dosis de la pulpa del plátano se muestran en la tabla 8.

TABLA 8. EFECTO GASTROPROTECTOR DE LA PULPA POR ADMINISTRACIÓN DOSIS REPETIDA.

GRUPOS	GRADO DE ULCERACIÓN (mm^2)
Grupo 1 Control	35,50 ± 5,49
Grupo 2 control + Omeprazol 20 mg/Kg	2,60 ± 1,17 (a)
Grupo 3 Pulpa 125 mg/kg	19,79 ± 4,43 (a)(b)
Grupo 4 Pulpa 250 mg/kg	15,25 ± 5,44 (a)(b)
Grupo 5 Pulpa 500 mg/kg	6,42 ± 2,90 (a)
Grupo 6 Pulpa 1000 mg/kg	5,49 ± 2,40 (a)

(a) p< 0,001 en relación con el control
(b) p< 0,001 en relación con el control +
Datos obtenidos en la Unidad de Toxicología Experimental de Villa Clara.

Se destaca que todas las dosis disminuyeron el área dañada de forma muy altamente significativa cuando se compara con el control negativo; sin embargo, al comparar este efecto con el patrón, se observó que el área dañada fue mayor, de forma muy altamente significativa, con las dosis más bajas utilizadas (125 y 250 mg/kg), y solo con las mayores dosis empleada: el área dañada fue semejante a la del control positivo. Evidenciando esto que solo a las dosis más elevadas el tratamiento con las suspensiones presentó un comportamiento similar a la sustancia patrón. Debemos señalar que en este experimento se redujo 10 veces las dosis empleadas en el experimento 1 y se aumentó del tiempo de tratamiento con las suspensiones de la pulpa, por lo que los resultados no pueden ser comparados, con los obtenidos en ese experimento, además debemos señalar que el patrón utilizado en esta experiencia fue el omeprazol que es un gastroprotector más eficiente que la ranitidina ; no obstante se puso de manifiesto el gran efecto gastroprotector que tiene esta suspensión sobre la reducción del efecto inductor de la úlcera por la indometacina.

En la tabla 9 se relacionan los porcientos de inhibición de producción de las úlceras cuando se aplica las sustancias en estudio y el control positivo, en ella podemos observar que los porcientos de inhibición de las dosis mayores utilizadas son la que se acercan al comportamiento del control positivo, sin embargo se puede corroborar que aún a las dosis más bajas utilizadas también se produce gastroprotección a pesar de usarse dosis mucho menor que las empleadas en el experimento I, los que nos habla en favor de la gran potencialidad que tiene la pulpa de esta fruta en proteger el estómago en el modelo de úlcera aguda inducida por la indometacina.

TABLA 9. PORCIENTO DE INHIBICIÓN DE FORMACIÓN DE LA ULCERA

GRUPOS	POCIENTO DE INHIBICIÓN
Grupo 2 control + Omeprazol 20 mg/Kg	92.68
Grupo 3 Pulpa 125 mg/kg	44.25
Grupo 4 Pulpa 250 mg/kg	57.04
Grupo 5 Pulpa 500 mg/kg	81.92
Grupo 6 Pulpa 1000 mg/kg	84.53

Experimento V. Mecanismo de acción gastroprotectora.

Como se puede observar, en la tabla 10 se relacionan los valores obtenidos en la actividad de la mieloperoxidasa (MPO) en porciento/mg de mucosa gástrica y de la SOD en U /mg tejido de todos los grupos estudiados.

TABLA 10. ACTIVIDAD DE LA MPO Y LA SOD DE LA MUCOSA GASTRICA.

GRUPO	ACTIVIDAD ENZIMÁTICA	
	Mieloperoxidasa (% MPO/ mg tejido)	Superóxido dismutasa (U SOD /mg tejido)
Grupo 1 Control negativo	100 ± 12,87	8,35 ± 0,37
Grupo 3 Pulpa 125 mg/kg	95,44 ± 15,93	8,94 ± 0,18 (a)(b)
Grupo 4 Pulpa 250 mg/kg	94,25 ± 6,84	9,19 ± 0,11 (a)(b)
Grupo 5 Pulpa 500 mg/kg	93,61± 7,75	9,42 ± 0,09 (c)
Grupo 6 Normal	88,35 ± 14,14 (a)	8,31 ± 0,06

(a) p< 0,05 en relación con el control negativo
(b) p< 0,05 en relación con el grupo normal
(c) p< 0.001 en relación con el grupo normal y el control
Datos obtenidos en la Unidad de Toxicología Experimental de Villa Clara.

Se destaca que el grupo normal presentó una disminución significativa de la actividad de esta enzima en relación con el control negativo, mientras que en los grupos que recibieron las dosis de 125, 250, y 500 mg/kg, su reducción no fue significativa cuando se comparó con el control negativo ni con el grupo normal. Lo que nos induce a pensar que con estas dosis empleadas el efecto gastroprotector no se explica por una disminución significativa de la mieloperoxidasa. En eta misma tabla se relaciona el comportamiento de la superoxido dismutasa en la mucosa gástrica expresada en UI/ mg de mucosa gástrica en los grupos experimentales; en los grupos a los que se les administraron las dosis de 125 y 250 mg/kg se produjo un incremento significativo cuando se comparó con el grupo control negativo y con el grupo normal, y altamente significativo al administrar la dosis de 500 mg/kg cuando se comparó esta actividad, tanto con el grupo control negativo como con el grupo normal. El incremento de la actividad de esta enzima puede proteger la mucosa gástrica de los radicales libres, ya que es capaz de secuestrar los radicales de oxígenos en los procesos que transcurren con el estrés oxidativo. [104] Los radicales libres y la peroxidación lipídica han sido implicados en la patogénesis delas lesiones de la mucosa gástrica.[105]

TABLA 11. CONTENIDO DE PG$_2$ EN pg/mg DE MUCOSA GÁSTRICA.

GRUPOS	CONTENIDO DE PGE$_2$ pg/mg mucosa
Grupo 1 (control)	4,58 ± 2.24
Grupo 3 Pulpa 125 mg/kg	10.02 ± 1.48 (b)
Grupo 4 Pulpa 250 mg/Kg	10.12 ± 2.23 (b)
Grupo 5 Pulpa 500 mg/kg	11.54 ± 1.78 (c)
Grupo 6 (Normal) Sin tratamiento	14.80 ± 1.57 (c)

(b) p< 0,01 en relación con el control
(c) p< 0,001l en relación al grupo control
Datos obtenidos en la Unidad de Toxicología Experimental de Villa Clara

El uso de la indometacina como un agente inductor agudo de las úlceras es muy frecuente, ya que esta sustancia inhibe la síntesis de las prostaglandinas y además produce radicales libres, los cuales como habíamos señalado son los procesos bioquímicos críticos   en la patogénesis de la ulceración gástrica. [106] El efecto protector de las prostaglandinas tales como PGE$_1$, PGE$_2$, PGF$_2$, es demostrado ya que ellas actúan induciendo la formación del mucus gástrico y la producción del dipalmitoil fosfatidil colina, que es un compuesto que incrementa la hidrofobicidad y el espesor de la capa de gel protector de la mucosa gástrica.[107] Es de notar que las prostaglandinas endógenas actúan activando los canales de K (ATP) y este mecanismo parcialmente media la gastroprotección. [108]

Experimento V. Determinación del efecto antiulceroso

La tabla 12 muestra el efecto del tratamiento con las suspensiones de la pulpa de la Musa ABB en el modelo de úlceras crónicas, este tratamiento reduce de una forma muy altamente significativa el área dañada en todos los grupos tratados con las diferentes dosis usadas y esta reducción fue mayor que la que produjo la ranitidina que fue el fármaco usado como control positivo.

TABLA 12. EFECTO ANTIULCEROSO DE LA MUSA ABB

GRUPOS	N	GRADO DE ULCERACIÓN mm^2	Resultados Histopatológico				
			1	2	3	4	5
Grupo 1 Control	8	27,125 ± 8,37	5	3	-	-	-
Grupo 2 (Ranitidina)	8	9,625 ± 7,89 (c)	1	3	4	4	-
Grupo 3 Pulpa 125 mg/kg	8	4,48 ± 8,44 (c)	1	2	3	3	
Grupo 4 Pulpa 250 mg/kg	8	0,348 ± 0,44(c)	-	-	7	7	1
Grupo 5 Pulpa 500 mg/kg	8	0,163 ± 0,35 (c)	-	-	5	5	3

(c) p< 0,001 en relación con el control
Datos obtenidos en la Unidad de Toxicología Experimental de Villa Clara.

1. Ulcera Activa   2. Infiltrado inflamatorio Crónico de la submucosa 3. Erosión gástrica superficial   4. Regeneración Epitelial intensa 5. Mucosa normal.

La evaluación de la efectividad de las preparaciones de la pulpa del fruto de la Musa ABB fue verificada usando el modelo de úlcera crónica por ácido acético, que es el modelo experimental que produce una úlcera que más se parece a la úlcera gástrica en el humano. Los resultados histopatológicos mostraron que se encontraron úlceras curadas en tres animales del grupo que fue tratado con la dosis mayor de la Musa, y que solo aparecieron en el resto de los animales erosión gástrica superficial y con una regeneración epitelial intensa. El comportamiento de las características de la mucosa hace evidente que el efecto antiulceroso se hace mayor a medida que se incrementa la dosis de la pulpa, e inclusive cuando se compara con lo que ocurre en el grupo de control positivo se observa que este comportamiento es superior en cuanto a la evolución hacia la curación de la ulcera. Estos resultados nos permiten exponer que estas suspensiones no solamente tienen efectos gastroprotector como se demostró en los experimentos anteriores sino que también pueden reducir o eliminar las lesiones ulcerativas más eficientemente que algunas de las drogas sintéticas utilizadas con este fin.

Conclusiones

- ✓ Los compuestos químicos predominantes en la cáscara y la pulpa del fruto de la Musa ABB son los taninos y los alcaloides, con predominio de estos últimos en la cáscara, compuestos que pueden producir los efectos gastroprotectores encontrados.

- ✓ Las suspensiones de la cáscara y la pulpa del fruto de la Musa ABB presentan acción gastroprotectora en los modelos de inducción de úlceras agudas por etanol e indometacina.

- ✓ Las suspensiones de la cáscara son más eficiente como protector de la mucosa gástrica en el modelo de inducción de úlceras por etanol; mientras que las suspensiones de la pulpa son más eficiente como gastroprotectora en el modelo de indometacina

- ✓ Se determinó que el mecanismo de acción mediante el cual las suspensiones de la pulpa de la Musa ABB verde como gastroprotector fue el incremento de la actividad de la superoxido dismutasa y de los niveles de prostaglandinas de la mucosa gástrica, con la consiguiente protección de esta por la estimulación de producción de moco. No prevaleció el efecto antiinflamatorio.

✓ Las suspensiones de la pulpa de la Musa ABB verde presentan un gran efecto antiulceroso cuando se usaron en el modelo de úlceras crónicas, reduciendo el área dañada en todos los grupos tratados que fue mayor que la que produce la ranitidina.

✓ La evolución de la cicatrización de las úlceras fue muy favorable con el uso de las suspensiones en los grupos que recibieron las suspensiones del plátano, en las dosis mayores se encontraron animales con la ulcera totalmente cicatrizada y en los otros animales de estos grupos una intensa regeneración epitelial.

Referencias Bibliográficas

1. Corporación Colombiana de Investigación Agropecuaria, Corpoica. (2006). *Manejo sostenible del cultivo del plátano.* Recuperado en mayo 5 de 2014, de http://www.corpoica.org.co /sitioweb/ Archivos/Publicaciones / Cultivodelpltaño.pdf

2. Real Academia Española y Asociación de Academias de la Lengua Española (2014). «banana» «plátano». Diccionario de la lengua española (23ª edición). Madrid: España. ISBN 978-84-670-4189-7.

3. López González, G. (2004). Guía de los árboles y arbustos de la Península Ibérica y Baleares. Madrid: Mundi-Prensa. pp. 264-266. ISBN 84-8476-210-6.

4. Häkkinen, M. y Väre, H. Typification and check-list of Musa L. names (Musaceae) with nomenclatural notes. Adansonia, 2008; 30 (1): 63-112.

5. Serie De Publicación: Paquetes Tecnológicos Para Cultivos Agrícolas, En el Estado De Colima. México. Numero: 001, 2005.

6. Hernández L, Vit P. El plátano: Un cultivo tradicional con importancia nutricional. Revista Del Colegio de Farmacéuticos Del Estado Mérida.2009; II(13):11–14.

7. Simmonds N, Weatherup STC. Numerical taxonomy of the wild bananas (Musa). New Phytologist. 1990; 115, 567–571.

8. Nadal Medina R, Manzo-Sanchez G, Orozco-Romero J, Orozco-Santos M, Guzmán-González S. Diversidad Genética de Bananos y plátanos (Musa spp) determinados mediantes marcadores RAPD. Rev Fitotec. Mex. 2009; 32(1): 1-7.

9. D'Hont A, Denoeud F, Aury JM, Baurens FC, Carreel F, Garsmeur O,et al. "The banana (Musa acuminata) genome and the evolution of monocotyledonous plants". Nature. 2012; 488(7410):213-7.

10. Heslop-Harrison, J.S. y Schwarzacher, T. Domestication, genomics and the future for banana. Annals of Botany, 2007;100: 1.073-1.084

11. Rosales FE; Sharroch, S, y Sebastián Tripon S. La Importancia de las Musaceas en el mundo- en: Memoria, Simposium Internacional de Sigatoka Negra; Manzanillo, Colima, México. 1998 Pag. 9 disponible en http://WWW.Infoagro.com/Frutas/Frutas_Tropicales/Plátano.htm

12. Ventura JC, López J, González J, Altanez S, Medero V, Rodríguez S, et al. Nuevo somaclon de plátano vianda (Musa AAB) obtenido por técnicas Biotecnológicas. Biotecnología fruta. 2003; 3 (1): 53-55.

13. Quiceno M, Giraldo G, Villamizar, R. Caracterización fisicoquímica del plátano (Musa paradisiaca sp. AAB, Simmonds) para la industrialización. UG Ciencia 2014; 20: 48-54.

14. Bello Pérez L. Ottenhof M, Agama –Acevedo E, Farhat IZ. Effect of storage on the retrogradation of banana starch extrudate. J Agric Food Chem. 2005; 53(4): 1081-6.

15. Larry J, Alzate M, Dufour D. Properties of starches isolated from Dominico Hartón plantain (, Musa ABB S.) during postharvest storage. Agronomía Colombiana. 2016; 34(1Supl.), S1343-S1345,

16. Hoyos-Leyva JD, Jaramillo-Jiménez PA, Giraldo-Toro A, Dufour D, Teresa Sánchez T, Lucas-Aguirre JC. Caracterización Física, Morfológica Y Evaluación De Las Curvas De Empastamiento De Musáceas (Musa Spp.). Acta Agronómica. 2012; 61 (3): 214-229.

17. Rosales-Reynoso OL, Agama-Acevedo E, Aguirre-Cruz A, Bello-Perez LA, Dufour D, Gibert O. Evaluación fisicoquímica de variedades de plátanos (Musa sp.) de cocción y postre. Agrociencia. 2014; 48(4) México.

18. Martínez-Cardozo C, Cayón-Salinas G, Ligarreto-Moreno G. Composición química y distribución de materia seca del fruto en genotipos de plátano y banano. Corpoica Cienc Tecnol Agropecuaria, Mosquera (Colombia. 2016; 17(2): 217-127

19. Zhang Q, Zhang J, Chow W, Sun L, Chen J, Chen Y, and Peng C. The influence of low temperature on photosynthesis and antioxidant enzymes in sensitive banana and tolerant plantain (Musa sp.) cultivars. Photosynthetica. 2011; 49, 201–208.

20. Qiao-Song Yang, Jun-Hua Wu, Chun-Yu Li, Yue-Rong Wei, Ou Sheng, Chun-Hua Hu, el al. Quantitative Proteomic Analysis Reveals that Antioxidation Mechanisms Contribute to Cold Tolerance in Plantain (Musa paradisiaca L.; ABB Group) Seedlings. Molecular & Cellular Proteomics. 2012; 11: 1853–1869.

21. Shekhawat UK, Ganapathi TR, Srinivas L. Cloning and characterization of a novel stress-responsive WRKY transcription factor gene (Musa WRKY71) from Musa spp. cv. Karibale Monthan (ABB group) using transformed banana cells. Mol Biol Rep. 201; 38(6):4023-35.

22. Davey MW, Graham NS, Vanholme B, Swennen R, May ST, Keulemans. Heterologous oligonucleotide microarrays for transcriptomics in a non-model species; a proof-of-concept study of drought stress in Musa. BMC Genomics. 2009; 10: 436.

23. Rivera JM, González N, García R, González C, González N, Jiménez R. Componentes prebioticos del plátano: fibra dietética y almidón resistente. Revista Iberoamericana de Ciencias. RelbCT- junio 2018. Disponible en www.reibci.or

24. Singh B, Singh JP, Kaur A, Singh N. Bioactive compounds in banana and their associated health benefits – a review; Food Chemistry. 2016; 206: 1-11

25. Ijarotimi OS. Protein and hematological evaluations of infant formulated from cooking banana fruits (Musa spp, ABB genome) and fermented bambara groundnut (Vigna subterranean   L. Verdc) seeds. Nutr Res Pract. 2008 Fall; 2(3):165-70.

26. Darsini DT, Maheshu V, Vishnupriya M, Sasikumar JM. In vitro antioxidant activity of banana   (Musa spp. ABB cv. Pisang Awak). Indian J Biochem Biophys. 2012:49(2):124-9.

27. Quilez J, Garcia-Lorda P, Salas-Salvado J. Potential uses and benefits of phytosterols in diet: present situation and future directions. Clinical Nutrition 2003; 22:343-351.

28. Espinosa A, Santacruz, S. Phenolic compounds from the peel of Musa cavendish, Musa acuminata and Musa cavandanaish. Revista Politécnica. 2017; 38(2): 5.

29. Singh B, Singh JP, Kaur A, Singh N .Bioactive compounds in banana and their associated health benefits - A review. Food Chem. 2016; 1; 206:1-11.

30. Rinah K, Netshiheni AO, Tonna AO, Anyasi J, Afam IO. Banana Bioactives: Absorption, Utilization and Health Benefits. ONLINE FIRST. Published: October 9th 2019. DOI: 10.5772/intechopen.83369. didponible en : http://dx.doi.org/. By Rinah K. Netshiheni, Adewale O. Omolola, Tonna A. Anyasi and Afam I.O. Jideani

31. Bhat EA, Sajjad N, Manzoor I, Rasool A. Bioactive Compounds in Peanuts and Banana. Biochem Anal Biochem. 2019; 8: 382 -386.

32. Wong JH, Ng TB. Isolation and characterization of a glucose/manose specific lectin with stimulatory effect on nitric oxide production by macrophages from emperor banana. Int. J Biochrem Cell Bio. 2006, 38 (2): 234- 43.

33. Singh DD, Saikrishnan K, Kumar P, Surolia A, Sekar K, Vijayan M. Unusual sugar specificity of banana lectin from Musa paradisica as its probable evolutionary origin. Crystallographic and modeling studies. Glycobiology. 2005; 15(10): 1025-32.

34. Borges C, Edson P, Batista V, Ramloov F. Characterization of metabolic profile of banana genotypes, aiming at biofortified Musa spp cultivars. Food Chemistry. 2014; 145C: 496-504.

35. López GB, Gómez-Montaño FJ. Propiedades funcionales del plátano (Musa sp). Rev Med UV, 2014: 22-26. Disponible en wwww.uv.mx/rmww.uv.mx/rm.

36. Haro-Velasteguí AJ, Borja-Arévalo AE, Triviño-Bloisse S. Análisis sobre el aprovechamiento de los residuos del plátano, como materia prima para la producción de materiales plásticos biodegradables. Dom. Cien. 2017; 3 (2): 506-525.

37. Maneerat N, Tangsuphoom N, Nitithamyong A. Effect of extraction condition on properties of pectin from banana peels and its function as fat replacer in salad cream. J Food Sci Technol. 2017 54 (2): 386-397.

38. Kumar KPS, Bhowmik D, Duraivel S, Umadevi M. Traditional and Medicinal Uses of Banana. Journal of Pharmacognosy and Phytochemistry. 2012; 1(3):51-63. Online Available at www.phytojournal.com.

39. Guevara I, Orellanes C, Rodríguez Cc, Ensayo de Toxicidad Aguda Oral de un Fitofármaco obtenido a partir del Pseudotallo de Musa Paradisiaca L. Acta Farmacéutica Bonaerense. 2003; 22 (1): 57-9.

40. Garcia A, López M, Morejón Z, Boucourt E, Victoria M, Martínez I, Acosta L, et al. Preclinical validation of the peripheral and central analgesic activity of decoction of fresh leaves of Persea americana Mill. (avocado) and Musa x paradisiaca L. (banana). Rev Cubana Plant Med, 2014; 19 (3).

41. Brito G, Frías A, Morón F, García N, Cabrera R, Morejón Z, Martínez I, Victoria M. Validación preclínica del efecto antiinflamatorio tópico de cinco plantas medicinales. Rev Cubana Plant Med. 2014; 19 (1)

42. Horigome T, Sakaguchi E, Kishimoto G. Hipocolesterolémic effect of banana (Musa sapientum).pulp in rat fed a cholesterol containing diet . Bristish Journal of Nutrition.1992; 60(1): 275-285

43. Prabha P, Karpagam T, Varalakshmi B. Chandra AS. Packiavathy. Indigenous anti-ulcer activity of *Musa sapientum* on peptic ulcer. Pharmacognosy Res. 2011 Oct-Dec; 3(4): 232–238.

44. Ezekwesili Chinwe N, Ghasi S, Adindu Chukwuemeka S, Mefoh Nneka C. Evaluation of the anti-ulcer property of aqueous extract of unripe Musa paradisiaca Linn. peel in Wistar rats. Afr J Pharm Pharmacol. 2014; 8(39):[aprox. 6p.]. Disponible en: http://www.academicjournals.org/journal/AJPP/article-full-text/E986DE248165.

45. Novato DA, Von Atzingen , Gragnani A, Masako L. Unripe Musa sapientum peel in the healing of surgical wounds in rats. Acta Cirurgica Brasileira. 2013; 28 (1): 33-*38*.

46. Eleazu, CN, Okafor P. Use of unripe plantain (Musa paradisiaca) in the management of diabetes and hepatic dysfunction in streptozotocin induced diabetes in rats. Interv. Med. Appl. Sci. 2015, 7, 9–16.

47. Arun KB, Thomas S, Reshmitha TR, Akhil GC, Nisha P. Dietary fibre and phenolic-rich extracts from Musa paradisiaca inflorescence ameliorates type 2 Diabetes and associated cardiovascular risks. J. Funct. Foods 2017, 31, 198–207

48. Dhanabal SP, Sureshkumar M, Ramaanthan M, Suresh B. Hypoglycemic effect of ethanolic Extract of Musa sapientum on Alloxan Induced Diabetes Mellitus in Rats and its Relation with Antioxidant Potential J. Herb Pharmacother. 2005; 5 (2): 7-19.

49. Cressey R, Kumsaiyai W, Mangklabruks A. Daily consumption of banana marginally improves blood glucose and lipid profile in subjects and increase serum adiponectina in type 2 diabetic patients. J EXP Biol, 2014; 52(12):1173-81

50. Fernández F, Rodríguez R, Torres M, Oliva ME, Pérez C, Bacallao M. Características químico-farmacéuticas y propiedades farmacológicas de extractos de Musa Sp ABB (plátano burro) Rev Cubana Plant Med. 1997; .2 (.2)

51. García AI, López M, Morejón Z, Boucourt E, Victoria MC, MSc. Martínez I et al. Preclinical validation of the peripheral and central analgesic activity of decoction of fresh leaves of Persea americana Mill. (avocado) and Musa x paradisiaca L. (banana). . Revista Cubana de Plantas Medicinales 2014;19(1):225-234

52. Raghu PS, Elango V, Oliver C. Antioxidant and antiulcer activity of Musa paradisiaca in rats. Int J Pharm Indian Res. 2012; 2(1):30-2.

53. Chinwe EN, Ghasi S, Chukwuemeka AS, Nneka MC. Evaluation of the anti-ulcer property of aqueous extract of unripe Musa paradisiaca Linn. peel in Wistar rats. Afr J Pharm Pharmacol. 2014; 8(39): [aprox. 6p.]. Disponible en: http://www.academicjournals.org/ journal/AJPP/article-full-text/E986DE248165.

54. Henao DC, Zapata PA, Mira LL, Castaño E, Serna AM, Vanegas CV, Loaiza C, Davahiva B, Urango LA, Montoya GA, Cuadros MA. Efecto de los compuestos bioactivos de algunos alimentos en la salud. Perspectivas En Nutrición Humana. 2009; 11 (1): 27.

55. Alvídrez-Morales A, Edelia B, Jiménez-Z. Tendencias En La Producción De Alimentos: Alimentos Funcionales. Revista de la Facultad de Salud Pública y Nutrición. Monterrey, N.L. México; 2002; 3(3).

56. Urango LA, Montoya GA, Cuadros MA, Henao DC, Zapata PA, López Mira L, et al. Efecto de los compuestos bioactivos de algunos alimentos en la salud. Perspect Nutr Humana. 2009; 11:27-38.

57. Rivera-Quixchan JM, González-Cortés N, García-Zarracino R, Jiménez-Vera R. Componentes prebióticos del plátano: fibra dietética y almidón resistente. Revista Iberoamericana de Ciencias. 2018; 5 (3): 40-50. Disponible en www.reibci.org.

58. Islas-Hernández JJ, Rodríguez-Ambriz SL, Agama-Acevedo E, Pacheco G, Bello-Pérez LA. Evaluación de Algunas Propiedades Químicas de un Polvo Rico en Fibra Preparado a Partir de Harina Integral de Plátano. Centro de Desarrollo de Productos IX CONGRESO DE CIENCIA DE LOS ALIMENTOS y V FORO DE CIENCIA Y TECNOLOGÍA DE ALIMENTOS. XXV Aniversario de la Carrera de Ingeniería en Alimentos. Universidad de Guanajuato.

59. Pereira A, Maraschin M, Banana (Musa spp) from peel to pulp: Ethnopharmacology, source of bioactive compounds and its relevance for human health. Journal of Ethnopharmacology SCI E). 2015; 3.41

60. Fernández M.; Marrero M.; Falco S.; Zamora E.; Méndez B. García Y. M. Evaluación de harinas obtenidas con plátano burro CEMSA (Musa grupo ABB). Alimentaria. 1999, (300): 75-78.

61. Flávio C JM, Lopes C, Bressan R. Women with metabolic syndrome improve antrophometric and biochemical parameters with green banana flour consumption. Nutr. Hosp. 2014, 29, 1070–1080.

62. dos Silva AA, Barbosa JL, Barbosa JR. Farinha de banana verde como ingrediente funcional em produtos alimentícios. Ciênc. Rural 2015, 45, 2252–2258.

63. Costa E.L; Alencar, N.M.; Rullo, G.S.; Taralo, R.L. Effect of green banana pulp on physicochemical and sensory properties of probiotic yoghurt. Food Sci. Technol. 2017, 37, 363–368.

64. Falcomer AL, Figueiredo R, Riquette R, Romão de Lima B, Ginan VC, Puppin Zandonadi R. Health Benefits of Green Banana Consumption: A Systematic Review. *Nutrients* 2019, *11*(6), 1222

65. Guyton A, Hall, J. 2000. Tratado de Fisiología médica,10ma Edición El Sevier, Mexico.

66. Kalant H, Denis GM, Jane M, 2007. In: Principles of Medical Pharmacology, seventh ed. Elsevier Canada Ltd., p. 557 – 559. F

67. Fernández JC. Incidencia actual de la gastritis: una breve revisión Revista CENIC Ciencias Biológicas. 2014; 45 (1).

68. Camacho J E. Úlcera péptica. Revista médica de Costa Rica y Centroamérica. 2014: LXXI 609) (129 – 134).

69. Coulibaly A, Sermé AK, Godonou H, Somda KS, Cissé K, Romond S, Roch K, Peptic Ulcer Disease in CHUYO. Open J Gastroenterol 2016; 06 (11):191-199.

70. Sáinz SR, Cabrerizo GJ, Irazola AC. Ulcera péptica: manejo general y extra hospitalario. Medicine. 2008; 10(3):133-40.

71. Suerbaum S, Michetti P.   Helicobacter pylori infection. N Eng J Med. 2003; 347 (15): 1175-86.

72. Sáinz SR, Cabrerizo GJ, Irazola AC. Ulcera péptica: manejo general y extra hospitalario. Medicine. 2008; 10(3):133-40.

73. Araújo MB, Borini P, Guimaraes. Etiopathogenesis of peptic ulcer: back to the past? Arq Gastroenterol 2014; 51(2):155-161.

74. Pablo Coste Murillo, Viviana Hernández de Mezerville. Actualización en enfermedad ácido péptica Revista Clínica de la Escuela de Medicina UCR – HSJD. Costa Rica. Año 2015; 5 (I)

75. Solaz LO, Jordán Alonso AD, Moya OA, Concepción OA, Méndez DC. Comportamiento de la hemorragia digestiva alta en el quinquenio 2009 a 2013. Médica Electrónica. 2017; 39 (3)

76. Orozco LG, Piña Prieto LR, Fernández ZR, Romero García LI, Rabaza ME Algunas especificidades sobre la mortalidad asociada a la hemorragia por enfermedad ulcerosa péptica gastroduodenal Medisan. 2015; 19 (5).

77. Regalado   AI, Lic. Sánchez LM, Mancebo B. Tratamientos convencionales y medicina alternativa de la úlcera péptica. FARMACODIVULGACIÓN. Revista Cubana de Farmacia. 2012; 46(1):127-137

78. Borrego MCC. Tratamiento erradicador de la infección por *Helicobacter pylori*. Archivos del Hospital Universitario" General Calixto García" 2014; 2(1).

79. Laurence L, Brunton P. Agentes para el control de la acidez gástrica y tratamiento de la úlcera péptica. En: Goodman y Gilman. Las bases farmacológicas de la terapéutica. México: Médica Panamericana, 1996; p: 873-87.

80. Lichtenberger LM. The hydrophobic barrier properties of gastrointestinal mucus. Ann. Rev. Physiol. 1995; 57:565-83.

81. Feraz JG, Tigley AW, Appleyard CB, Wallace JL. TNF-alfa contributes to the pathogenesis of ethanol-induced gastric damage in cirrhotic rats. Am J Physiology 1997; 272: G809-14

82. Sorbye H, Svanes K. The role of blood flow in gastric mucosal defense, damage and healing. Dig Dis Sci. 1994; 12: 305-17.

83. Peskar BM, Maricic N. Role of prostaglandins in gastroprotection. Dig Dis Sci 1998 Sep; 43 (9 Suppl): 23S-9.

84. Peskar BM, Ehrlich K, Peskar BA. Role of ATP sensitive potassium channels in prostaglandin-mediated gastroprotection in rats. J Pharmacol Exp Ther 2002; 301 (3): 969-74

85. Anchia H, Ojias H, Tedesco D, Ward A, Harty RF. Somatostatin-induced gastric protection against ethanol: involvement of nitric oxide and effects on gastric mucosal blood flow. Reg Pept. 2003; 110: 107-13.

86. Berenguer B, Villegas I, Sánchez S, Alarcón C, Moltiva V, Martín C, *et al*, Mecanismos implicados en el efecto gastroprotector. Técnicas in vivo. En: Martín Calero MJ, Berenguer Froehner B. Manual de técnicas experimentales utilizadas en el estudio preclínico de fármacos con actividad gastrointestinal. España: Ed Proyecto X10 (CYTED); 2006. p. 152-4.

87. FERRER I, PÉREZ J, HERRERÍAS J. 2010. Guía de seguimiento farmacoterapéutico sobre úlcera péptica. *España: Espai Gráfic Anagrafic*.

88. Sabiu S, Garuba T, Sunmonu T, Ajani E, Sulyman A, Nurain I, *et al.* Indomethacin-induced gastric ulceration in rats: Protective roles of Spondias mombin and Ficus exasperate. Toxicol Rep. 2015 Jan. 8;2:261-267

89. Boffill Cárdenas MÁ, Marcel Ranzola R, Monteagudo Jiménez E, Sánchez Álvarez C, Díaz Costa L, Iglesias Rodríguez N. Actividad gastroprotectora del fruto de la Musa ssp ABB sobre úlceras inducidas por etanol. Medicent Electrón [internet]. 2007 ene.-mar. [citado 23 nov. 2016]; 11(1):[aprox. 7 p.]. Disponible en: http://www.medicentro.sld.cu/index.php/ medicentro/ article/ view/735/750

90. Martín CMJ, Froehner BB. Manual de Técnicas Experimentales Utilizadas en el Estudio Preclínico de Fármacos con actividad Gastrointestinal. Proyecto X-10. CYTED. 2005.

91. Kangwan N, Park JM, Kim EH, Hahm KB. Quality of healing of gastric ulcers: Natural products beyond acid suppression. World J Gastrointest Pathophysiol. 2014;5(1):40-7.

92. Mena LY, Mosquera DM, Valido A, Escobar R, Pizarro Espín A, Castillo O. Actividad gastroprotectora y toxicidad aguda del extracto de hojas de *Cnidoscolus Chayamansa* Mc Vaugh. Medicentro Electrónica. 2017, 21:11-21.

93. Hertel AC. Lenz D, Valentim B, Scherer R, Uggere T, Barcellos H, Romão W, Costa TM, Coutinho D. Gastroprotective activity of the resin from *Virola oleifera*. Pharmaceutical Biology. 2016. 55, 472-480.

94. Ediriweera MK, FAU, Tennekoon KH, Samarakoon SR. A Review on Ethnopharmacological Applications, Pharmacological Activities, and Bioactive Compounds of Mangifera indica (Mango). Evid Based Complement Alternat Med. 2017; Epub 2017 Dec 31. doi:10.1155/2017/6949835.

95. Delgado Montero R, Flores Cortez D, Villalobos Pacheco E. Efecto del *Capsicum annum L* (pucunucho, ají mono) en úlcera gástrica experimental inducida en ratas. Rev Gastroenterol Peru. 2015; 35(2): 141-50.

96. Cragg GM, Neuwman DJ. Natural products: A continuing source of novel drug leads. Biochim. Biophys Acta. 2013; 3670-3695.

97. Madhulatha CH, Sharaish P, Kalyani G, Sushma GS, Subramanian NS, Devi BA. Anti-ulcer activity of Pisonia aculeata on Pylorus ligation

induced gastric ulcer in rats. International Journal Of Pharmacy & Life Sciences. (Ijpls), 2013; 4 (3): 2013, 2440-2443

98. Grisham MB, Benior JN, Granger DN. Assessment of leukocyte in involvement during ischemia and reperfusion on the intestine. En: Paker I, Grazer AE, editors. Methods and Enzymology. Oxygen radicals in biological systems. San Diego: Academic Press; 1990. p. 729-41.

99. McCord JM, Fridovich I. The utility of superoxide dismutase in studying free radical reactions I. radicals generated by the interaction of sulfite, dimethyl sulfoxide, and oxygen. J Biol Chem. 1969 Nov. 25; 244(22):6056-63.

100. Susumu Okabe S, Amagase K. An Overview of Acetic Acid Ulcer Models. The History and State of the Art of Peptic Ulcer Research. Biol. Pharm. Bull. 2005. 28(8) 1321-1341.

101. Ramirez RO, Roa CC Jr The gastroprotective effect of tannins extracted from duhat (Syzygium cumini Skeels) bark on HCl/ethanol induced gastric mucosal injury in Sprague-Dawley rats. Clin Hemorheol Microcirc, 2003;29(3-4):253-61

102. El-Sayed IH, Lotfy M, El-Khawaga OA, Nasif WA, El-Shahat M.Prominent free radicals scavenging activity of tannic acid in lead-induced oxidative stress in experimental mice. Toxicol Ind Health, 2006; 22(4):157-63.

103. Sehrawat A, Sharma S, Sultana S.Preventive effect of tannic acid on 2-acetylaminofluorene induced antioxidant level, tumor promotion and hepatotoxicity: a chemopreventive study. Redox Rep, 2006; 11(2):85-95.

104. Darsini DT, Maheshu V,Vishnupriya M, Sasikumar JM. In vitro antioxidant activity of banana (Musa spp. ABB cv. Pisang Awak). Indian J Biochem Biophys. 2012; 49(2):124-9.

105. de Lacerda Neto LJ, Ramos AG, Santos Sales V, de Souza SD, Dos Santos AT, de Oliveira LR, et al. Gastroprotective and ulcer healing effects of hydroethanolic extract of leaves of Caryocar coriaceum: Mechanisms involved in the gastroprotective activity. Chem Biol Interact.2017; 261:56-62.

106. Sabiu S, Garuba T, Sunmonu T, Ajani E, Sulyman A, Nurain I, *et al.* Indomethacin-induced gastric ulceration in rats: Protective roles of Spondias mombin and Ficus exasperate. Toxicol Rep. 2015;2: 261-267.

107. Martínez Aranzales JR, Zuluaga Cabrera AM, Silveira GE. Effects of corn oil on the gastric mucosa of horses with induced ulcer. Rev Colomb Cienc Pecu. 2016; 29(2):138-48.

108. Ribeiro AR, Diniz PB, Pinheiro MS, Albuquerque-Junior RL, Thomazzi SM. Gastroprotective effects of thymol on acute and chronic ulcers in rats: The role of prostaglandins, ATP-sensitive K(+) channels, and gastric mucus secretion. Chem Biol Interact. 2016; 244:121-8.

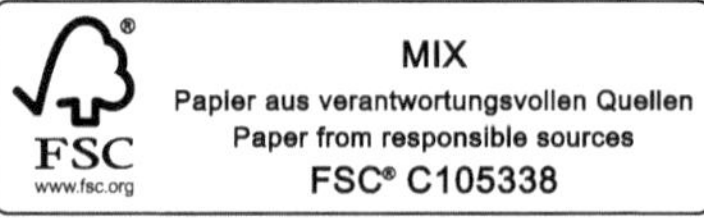

Printed by Books on Demand GmbH, Norderstedt / Germany